Dr Françoise **Berthoud**
Médecin homéopathe

La santé des enfants non vaccinés

Au-delà de la polémique !

Préface du Dr François **Choffat**
Postface de Michel **Georget**

jouvence
EDITIONS

Autres ouvrages du Dr Françoise Berthoud

- *Mon enfant a-t-il besoin d'un pédiatre ? Petit manuel des parents autonomes,* Ambre, 2006.
- *Hyperactivité et déficit d'attention de l'enfant. Comprendre plutôt que droguer,* Testez, 2007.
- *Trois enfants de ce temps,* Xenia (parution fin 2010).

Extrait du catalogue Jouvence

- *Les dix commandements de santé,* Marion Kaplan, 2010.
- *Petit guide de l'allaitement pour la mère qui travaille,* Claude-Suzanne Didierjean-Jouveau, 2009.
- *Accompagner la future maman,* Sophie Gamelin-Lavois, 2009.
- *Naturopathie pratique,* Daniel Kieffer, 2009.
- *Remèdes de grand-maman,* Christopher Vasey, 2008.

Catalogue gratuit sur simple demande
ÉDITIONS JOUVENCE
France : BP 90107 – 74161 Saint-Julien-en-Genevois Cedex
Suisse : CP 184 – 1233 Genève-Bernex
Site Internet : www.editions-jouvence.com
Mail : info@editions-jouvence.com

ISBN 978-2-88353-892-4

Dessin de couverture : Jean Augagneur
Maquette de couverture : Dynamic 19, Thonon-les-Bains (74)
Pictos : Anne Bordenave ; photos : Fotolia.com © Mikhail Tolstoy (p. 6) ; © Dmitry Naumov (p. 64 et 82).
Réalisation : Fabienne Vaslet

Sommaire

Préface

Ce titre de livre ressemble à une véritable provocation. Comment ose-t-on parler de « la (bonne) santé des enfants non vaccinés » ? Si l'on en croit l'avis des pédiatres et des autorités sanitaires, les pires maladies sont en embuscade sur le chemin de nos enfants, que seule une batterie de vaccinations permettrait de sortir indemnes de cette période de leur vie.

Forte de sa carrière de pédiatre, Françoise Berthoud affirme au contraire que, dans des conditions socio-économiques satisfaisantes, les maladies d'enfance sont bénignes.

Beaucoup de livres stigmatisent les risques des vaccins, mais celui-ci est le premier à mettre l'accent sur les bienfaits de l'abstention vaccinale. Son auteur démontre avec brio que, contre toute attente, les rares groupes d'enfants non vaccinés sont la preuve que la vie se défend mieux contre les maladies que contre les vaccins.

C'est une excellente nouvelle, il est urgent d'en prendre connaissance !

Dr François Choffat
Médecin généraliste FMH
Homéopathe FMH
Auteur de *Vaccinations : le droit de choisir*
(Jouvence 2001, nouvelle édition 2009)
et de *Hold-up sur la santé* (Jouvence, 2005).

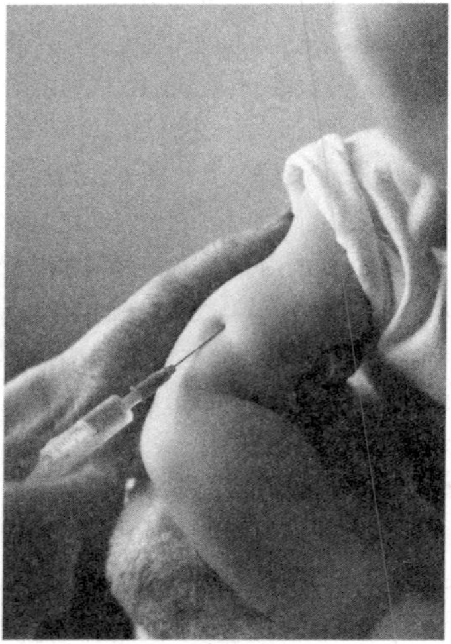

Introduction

Ce ne sont pas les vaccinations qui ont fait disparaître les épidémies ! Cette affirmation est très importante. J'ai parfois envie de la placarder sur les murs de l'hôpital et de la faculté de médecine. Lorsque le public et le corps médical seront ouverts à cette notion, une page décisive se tournera dans l'histoire de la médecine et de la santé.

Pour adhérer à cette idée qui paraît à première vue révolutionnaire, il suffit d'étudier avec objectivité les courbes de fréquence des maladies infectieuses durant le 20e siècle, en France par exemple, les graphiques étant semblables dans tous les pays du « monde riche ». On retrouve dans tous les cas une courbe descendante, atteignant des chiffres très bas dès les années 1960 ou 1970. Pour chaque maladie, l'introduction du vaccin n'a eu aucune répercussion sur la pente de la courbe, celle-ci continuant gentiment à descendre, avec ou sans vaccin. La courbe descendante est la même pour les maladies pour lesquelles n'existe aucun vaccin, comme par exemple la scarlatine.

La grande majorité des médecins ainsi que les ministres de la Santé affirment haut et fort que ce sont les vaccinations qui ont fait disparaître la variole, la poliomyélite, la diphtérie et autres maladies infectieuses de nos pays. Ce discours est erroné. Nous en reparlerons plus loin pour chacune de ces maladies.

Voici quelques maladies qui ont disparu de nos pays occidentaux ou sont en forte diminution sans vaccination : la peste, le choléra, la suette, la lèpre, la scarlatine (on en voit cependant encore quelques-unes, mais rares), le typhus exanthématique, le paludisme.

Dr Seringue, Dr Doute et Dr Nature

Dans le petit livre, épuisé depuis longtemps, que j'avais écrit en 1985[1]*, je mettais en scène trois femmes médecins, leur posant à chacune dix-sept questions sur les vaccinations. Elles répondaient selon leurs convictions et leur expérience.

Voici la quatrième de couverture de ce livre :

Dr Seringue *pense sincèrement que les vaccins sont la meilleure manière de prévenir les maladies.*

Dr Doute *est attentive aux dangers des vaccinations et ne recommande pas leur utilisation systématique.*

Dr Nature *croit que l'individu placé dans de bonnes conditions de vie peut maintenir par lui-même un bon équilibre de santé sans avoir besoin de vaccinations.*

J'ai actualisé ce texte à plusieurs reprises au cours des éditions successives, car « un livre sur les vaccinations est toujours en retard d'un vaccin ». Cette boutade reflète bien la progression impressionnante du nombre des vaccins proposés ou imposés au public, surtout depuis les années 1980. Actuellement, remanié en 2006, ce texte constitue le chapitre « vaccins » de mon livre[2] sur mon expérience de pédiatre.

---

* Les notes figurent en fin d'ouvrage.

Lors de sa parution en 1985, cet ouvrage avait suscité des commentaires très divers :

- d'amis : il est génial, ton livre, car très pédagogique ;
- de patients : il est intéressant mais on reste sur sa faim, car vous ne nous dites pas ce qu'il faut faire ;
- et enfin de mon ex-professeur de pédiatrie à Genève, dans la clinique duquel j'ai terminé ma formation de spécialiste FMH en 1975[3]. Lui et moi nous étions retrouvés en 1985 dans les couloirs de la Télévision Suisse Romande, où nous allions participer à un débat contradictoire sur l'opportunité de vacciner gratuitement tous les enfants de Suisse contre la rougeole, les oreillons et la rubéole. Voici son commentaire : « Il est mauvais, votre livre, Mme Berthoud, il fait réfléchir les gens. »

Je vais commenter à mon tour les affirmations de quatrième de couverture citées plus haut.

☞ ***Dr Seringue*** *pense sincèrement que les vaccins sont la meilleure manière de prévenir les maladies.*

C'est vrai, beaucoup de médecins et de pédiatres sont honnêtes et sincères. Certains se dévouent corps et âme à leurs patients. Mais… combien d'entre eux sont conscients que toute l'information qu'ils reçoivent sur les maladies et les vaccins correspondants provient directement ou indirectement de l'industrie pharmaceutique ?

Dans certains pays, notamment la Nouvelle-Zélande, le médecin est automatiquement rémunéré à chacune des vaccinations qu'il pratique. Si ce n'est pas le cas chez nous – à ma connaissance –, la pratique des cadeaux aux médecins de la part des lobbies pharmaceutiques n'est pas absente sous nos latitudes[4].

Les peurs des médecins quant à leur avenir financier et quant aux représailles qu'ils pourraient subir de la part des autorités sanitaires sont réelles. Peu d'entre eux se risquent à sortir des sentiers battus dans le domaine des vaccinations. Pour la majorité d'entre eux, du reste, le bien-fondé des vaccinations est un dogme. Ceux qui le remettent en question sont considérés comme de doux rêveurs ou de dangereux membres de sectes. Et pourtant… de nombreuses sources nous affirment que les enfants des médecins sont moins vaccinés que leurs petits patients. Et les membres du corps médical et paramédical refusent dans des proportions impressionnantes de subir eux-mêmes certaines vaccinations (variole, rubéole ou grippe A H1N1 en sont des exemples).

☞ ***Dr Doute*** *est attentive aux dangers des vaccinations et ne recommande pas leur utilisation systématique.*

Voici en effet un des slogans des gens qui doutent :

« Nous ne sommes pas systématiquement contre les vaccinations, mais bien contre les vaccinations systématiques. » Ces dernières années, la connaissance de la réalité des dangers des vaccinations se fait de plus en plus grande. Le nombre croissant de vaccinations, l'agressivité des campagnes lancées par les gouvernements et la généralisation des facilités de communication liée surtout à Internet en sont les facteurs principaux. Même si les systèmes officiels de pharmacovigilance sont très insuffisants, ils ont le mérite d'exister. Aux États-Unis, patients et praticiens peuvent déclarer au VAERS[5] les effets secondaires des médicaments et des vaccins. En Europe, seuls les médecins peuvent le faire. On estime généralement que seulement 1 à 10 % des problèmes sont réellement déclarés. Je ne suis, de loin, pas la seule Dr Doute. D'innombrables groupes réfléchissent sur tous les continents sur l'opportunité de vacciner[6].

☞ ***Dr Nature** croit que l'individu placé dans de bonnes conditions de vie peut maintenir par lui-même un bon équilibre de santé sans avoir besoin de vaccination.*

Le discours de ce type de thérapeute ne change guère avec le temps, mais il est vrai qu'en un quart de siècle, les pollutions environnementales ont pris une ampleur impressionnante, et qu'il devient difficile de vivre « sainement ». Les jardins de cultures biologiques sont contaminés par l'agriculture chimique voisine, les eaux des nappes phréatiques sont polluées, les poissons sont bourrés de mercure et les animaux de boucherie élevés à coups d'antibiotiques et d'hormones. Le plus grave est peut-être la pollution électromagnétique due aux écrans, jeux vidéo, téléphones portables et autres wifis, à laquelle il est difficile, voire impossible d'échapper. Et le pessimisme que l'on peut ressentir devant les crises financières et la montée du taux de chômage est, pour beaucoup d'humains, une réelle pollution mentale. Réfléchissons donc aux « pollutions évitables[7] », dont les vaccins avec leurs adjuvants et conservateurs toujours plus nombreux font évidemment partie.

J'espère que quelques « lecteurs Seringue » liront ce livre, mais je sais d'expérience que mes lectrices et lecteurs sont le plus souvent « Doute » ou « Nature ». C'est aussi le cas quand je donne une conférence et c'est assez amusant, car une personne « Doute » peut être très étonnée de me voir abandonner « même le vaccin contre le tétanos », alors qu'une autre, « Nature » peut me reprocher vertement d'admettre parfois – même avec réticence – l'éventualité d'accepter certains vaccins, comme celui de la rubéole chez une jeune femme séro-négative pour la rubéole, ou celui de la rougeole chez un adolescent.

Le dialogue avec les partisans des vaccinations systématiques est difficile et tourne le plus souvent au dialogue de sourds. Je me souviens cependant d'une jeune femme médecin qui m'aborda après une conférence : *« Je ne suis d'accord avec rien de ce que vous avez dit ! »* Elle était très volubile, au bord de la colère. Je l'ai écoutée attentivement pendant plusieurs minutes. Lorsqu'elle reprit son souffle, je lui demandai gentiment : *« Pouvez-vous m'accorder une minute d'écoute ? »*, en faisant avec les mains un geste semblable à une parenthèse. « *Oui*, dit-elle, hésitante, *je crois que j'avais fini.* » Je repris alors un de ses arguments : le fait que davantage de femmes meurent du tétanos, car les hommes sont revaccinés à l'armée. C'est un argument « bateau », auquel nous avons depuis longtemps l'habitude de répondre : *« À l'âge de la vie où le tétanos est le plus fréquent, entre 70 et 80 ans, il y a de toutes façons plus de femmes vivantes que d'hommes vivants, dans les mêmes proportions que les infections tétaniques. »* Elle me regarda : *« Ça, je peux comprendre. »* J'étais entrée dans son système de pensée – elle avait peut-être aussi été touchée, plus ou moins consciemment, par mon calme et le temps d'écoute que je lui avais donné, car elle repartit avec le livre de Michel Georget[8] et le film de Lina Moreco[9] sous le bras !

1. La bonne santé des enfants non vaccinés

C'EST GRÂCE À MA PARTICIPATION au Forum Européen de Vigilance Vaccinale (www.efvv.eu) que j'ai eu le plaisir d'être invitée à donner la conférence portant le titre « La santé des enfants non vaccinés » en Belgique, puis à Barcelone, au printemps 2009.

La genèse de ce travail

En Belgique, je parlais après Sylvie Simon (« Mensonges et vaccins ») et Michel Georget (« Le vrai rapport bénéfices/risques des vaccins »). Je m'étais souvenue que, dans le passé, j'avais entendu ces deux brillants conférenciers, « ténors » des problèmes vaccinaux. En sortant de la salle, je me disais : « Il est clair que les vaccins sont à éviter... mais quoi faire pour rester en bonne santé ? » Mes complices et amis Michel et Sylvie ne sont pas thérapeutes, mais respectivement biologiste et journaliste. Ce n'est pas leur rôle d'en parler. J'ai donc décidé que c'était le mien, et que, de plus, j'avais envie d'amener une énergie positive. Il ne s'agit pas seulement d'éviter les vaccins, mais bien de choisir **une autre prévention**, une autre attitude de vie basée sur la confiance en la santé et non sur la peur des maladies. Je sais d'expérience que les enfants non vaccinés se portent bien, et que de nombreux facteurs peuvent protéger et soutenir leur **immunité naturelle.**

Mon expérience de pédiatre et les vaccins

Je suivais certains enfants dès le début de leur vie, proposant une visite prénatale (comme le font du reste beaucoup de mes confrères pédiatres conventionnels). La réflexion sur les vaccinations était bien sûr inévitable, et nous cherchions ensemble la meilleure solution pour cette famille. Lorsque les parents refusent d'emblée toute vaccination[10], la situation est claire (sauf en face des obligations vaccinales en France voisine, à quelques kilomètres de mon cabinet situé dans la campagne genevoise). Ces familles craignent les vaccins. Mais la crainte des maladies (surtout le tétanos, et parfois la polio) persiste chez beaucoup d'entre nous. Dans tous les cas, nous décidions ensemble de retarder au maximum ces vaccinations pour attendre une **maturation du système immunitaire** de l'enfant[11].

Une différence fondamentale entre ma pratique et celle des pédiatres conventionnels est l'écoute mutuelle entre praticien et parents, à laquelle j'ai donné, au fil des années, de plus en plus de place. Il n'est pas possible au pédiatre allopathe de ville d'imaginer de passer une demi-heure à écouter les interrogations et les craintes de ses patients quant aux vaccinations. Ce n'est compatible ni avec son système de pensée ni avec son emploi du temps. Et c'est pourtant ce que beaucoup de parents souhaitent : une écoute, tout simplement.

Pour les enfants qui avaient été suivis auparavant par d'autres médecins et qui avaient déjà été vaccinés, je rassurais souvent les parents en leur disant qu'il n'y avait aucun danger à ne pas pratiquer les rappels programmés, et nous décidions si un **drainage homéopathique** des vaccins allait faire partie de notre démarche. Nous en reparlerons plus loin. Beaucoup de ces bambins avaient reçu de nombreuses cures d'antibiotiques, le plus souvent pour des otites à répétition. Pour les otites, mon trépied thérapeutique était bien établi : réflexion alimentaire (produits laitiers, gluten), ostéopathie crânienne et homéopathie. Sans oublier la question fondamentale : « Qu'est-ce que cet enfant n'a peut-être pas envie d'entendre ? » Lorsque les parents sont prêts à ce type de démarche, les résultats sont très satisfaisants.

> Voici une jolie histoire racontée par une maman : « L'an passé, chaque enfant de la crèche avait sur l'étagère sa bouteille d'antibiotiques, pour des otites le plus souvent. Sauf le mien. Les autres mamans m'ont posé des questions et j'ai parlé des problèmes liés au lait de vache et des bienfaits de l'ostéopathie crânienne. L'écoute fut bonne et aujourd'hui, il reste un seul bébé sous antibiotiques… c'est le fils de la pédiatre ! »

Pour parler de la bonne santé des enfants non vaccinés, je me fonde donc sur l'expérience de ma clientèle de pédiatre homéopathe, mais aussi sur des études de la littérature médicale. Cette dernière n'est pas très riche dans ce domaine et les quelques études existantes sont apparemment peu lues par les médecins… ou alors contestées.

L'avenir sera certes plus généreux sur ce sujet, en réponse aux graves questions que se posent maintenant le public et une minorité grandissante de médecins sur le bien-fondé des vaccinations. Dans le cas du papillomavirus et, surtout, de la grippe A H1N1, cette minorité devient du reste gentiment une majorité.

> Dans *Vaccinations : le droit de choisir (op. cit.)*, François Choffat explique comment, au sujet du vaccin contre la variole, il en est venu, dans sa pratique, à s'interroger sur le bien-fondé des vaccinations : « À mesure que mes soupçons émergeaient au sujet des complications de ce vaccin, j'ai interrogé la littérature médicale, ainsi que les documents rassemblés par des associations de personnes se disant victimes des vaccinations. Les informations provenant des deux sources étaient totalement discordantes. Les unes louaient le vaccin sans réserve, tout en concédant un taux insignifiant de complications. Les autres relevaient des complications beaucoup plus nombreuses et confirmaient mon impression que nombre d'effets secondaires n'étaient pas déclarés parce que non reconnus, avec comme corollaire des statistiques faussement optimistes. Enfin, certaines études affirmaient que ce vaccin était non seulement dangereux, mais inefficace. »

La quatrième conférence publique sur les vaccinations organisée les 2 et 3 octobre 2009 aux États-Unis par le National Vaccine Information Center créé par Barbara Loe Fischer a réuni plus de quarante experts internationaux dans le domaine des vaccins (aspects scientifiques, politiques, juridiques et éthiques). Un fonds international de 100 000 dollars y a été constitué pour des recherches scientifiques à propos de la santé des enfants vaccinés ou non, et pour identifier ceux qui sont à risque d'être lésés par les vaccins. Cette étude prévue sur dix ans évaluera également les mécanismes biologiques des effets secondaires des vaccinations. Diane Harper, médecin et chercheuse de pointe dans le domaine du vaccin HPV (dit « contre le cancer du col de l'utérus ») était présente à cette conférence. Elle a clairement montré les immenses doutes planant sur l'utilité et l'innocuité[12] de ce vaccin.

Combien de fois ai-je entendu, de la part des parents de mes petits patients, ce type de témoignage :

– *C'est après son vaccin qu'il a commencé à tousser.*

– *Depuis le vaccin, son nez n'arrête pas de couler.*

– *Les enfants des voisins qui sont vaccinés selon le programme officiel suivi par leur pédiatre sont tout le temps malades... les miens, pas vaccinés, jamais, ou alors ça passe très vite. Ils n'ont jamais eu besoin d'antibiotiques.*

– *J'ai une fille de 16 ans qui n'a jamais été vaccinée. Quand elle est malade, ça dure deux ou trois jours.*

Les années passant, mes anciens « patients-bébés » grandissent et, en Suisse, arrivent gentiment à l'âge du service militaire. Récemment, deux vaccins furent proposés à l'un d'entre eux : la rougeole (« épidémie » oblige) et l'encéphalite à tiques. Son refus d'être vacciné ne fit pas trop de vagues : on lui demanda simplement de signer une décharge. Le « piquant » de cette histoire est que tous ses camarades, au lendemain de la vaccination, avaient « la crève ». Oui, tous... sauf lui !

Ces témoignages de personnes proches sont confirmés par plusieurs études et observations dans divers pays. En filigrane de ces études de la bonne santé des enfants non vaccinés se dessinent quelques fils conducteurs : naissance à domicile, allaitement prolongé, conscience holistique des parents, utilisation de thérapies « douces » qui respectent les symptômes, et/ou alimentation végétarienne ou même végétalienne. Nous allons retrouver ces éléments dans notre tour du monde. Nous verrons aussi que le fait de retarder les vaccinations des tout-petits peut être extrêmement bénéfique.

Autour du monde

Angleterre

Michel Odent[13] a publié deux études de groupes d'enfants non vaccinés contre la coqueluche. Dans le JAMA[14] en 1994, il étudie 450 enfants allaités longtemps au sein dans le cadre de La Leche League (groupe de soutien à l'allaitement animé par des femmes ayant elles-mêmes allaité leur bébé). 10,69 % des enfants vaccinés contre la coqueluche souffrent d'asthme, contre 1,97 % chez les enfants non vaccinés. Le même auteur étudia en 1997 des enfants d'une école Steiner : sur 125 enfants vaccinés contre la coqueluche, 18,4 % sont sujets à de l'asthme, contre 4,02 % chez 149 enfants non vaccinés. Dans les deux études, le risque de souffrir d'asthme est donc environ **cinq fois plus grand chez les vaccinés.**

Europe centrale

Un groupe de pédiatres[15] a étudié 14 893 enfants d'écoles Steiner de cinq pays (Autriche, Allemagne, Hollande, Suède et Suisse) en comparant la santé des enfants élevés dans le style de vie des anthroposophes avec un groupe témoin. Ces enfants sont moins vaccinés que la population générale et ont donc encore l'occasion de « faire leurs maladies d'enfance ». Ils se portent mieux que les autres.

Allemagne

Avant la chute du mur de Berlin en 1989, une des pédiatres de l'étude précédente, Erika von Mutius, avait comparé les deux populations, séparées à l'époque par le Mur. À l'Est, on décrit des familles plus nombreuses, une plus grande promiscuité, davantage de chats et de chiens… et une faible couverture vaccinale. Cette population souffrait alors de **moins d'allergies** qu'à l'Ouest. La différence s'est effacée à la chute du Mur.

Trop protéger les petits contre tout type d'infections les empêche de créer une immunité solide. Une étude montre que les enfants placés tôt en collectivité sont moins malades plus tard dans l'enfance. Ce type d'observation a fait dire à David Strachan, fameux épidémiologiste, « Donnez-nous aujourd'hui nos germes quotidiens[16]… ».

Espagne

Xavier Uriarte et J. Manuel Marín ont publié à Barcelone en 1999 une étude[17] portant sur 314 enfants non vaccinés suivis pendant vingt-cinq ans (1975-2000). On observe dans ce groupe :

- une majorité d'**accouchements naturels** à la maison ou en maison de naissance ;
- un **allaitement prolongé** ;
- **pas de vaccinations** ;
- l'utilisation de **thérapies douces** en cas de maladies ;
- un apprentissage d'**autogestion** de la santé.

Les quelques maladies observées (7 coqueluches, 4 diphtéries, 8 rougeoles, 10 oreillons, 2 rubéoles, 1 hépatite A) n'ont laissé aucune séquelle. Les parents trouvent que leurs enfants vont très bien.

Dans la population générale, d'après les chiffres officiels des épidémiologistes, 20 % des enfants souffrent d'allergies et d'asthme, ce pourcentage ne cessant de croître chaque année. Dans ce groupe de 314 enfants, on n'en trouve que 3,33 %. On a donc là **six à sept fois moins d'allergies chez les enfants non vaccinés.** Ces chiffres sont encore plus probants que ceux de Michel Odent (ce dernier n'avait étudié que des enfants avec ou sans vaccin coqueluche). Ici, il n'y a eu aucune vaccination dans le groupe étudié. On observe en outre que les frais de santé sont réduits : pas de vaccination (coût du vaccin et de la consultation), peu de maladies et hospitalisations courtes, le plus souvent pour des traumatismes.

Une des propositions citoyennes face au consumérisme tous azimuts menant notre planète à sa perte est la **décroissance**, la recherche individuelle et collective d'une vie plus simple, moins polluante à tous les niveaux. Il serait grand temps que ce type d'idées pénètre le monde de la politique économique de la santé.

États-Unis

Je citerai ici deux observations : les Amish et l'expérience de HomeFirst.

Les Amish

La naissance de ce groupe humain remonte à l'an 1693, lors d'un schisme de l'Église anabaptiste, en Suisse centrale. Beaucoup d'entre eux traversèrent l'Atlantique au début du XVIIIe siècle et s'appelèrent alors les Mennonites. Ils sont connus pour leur mode de vie simple, rural, leur manière antique de se vêtir et leur réticence devant les « bienfaits technologiques » du monde moderne. Ils parlent des dialectes allemands ou suisses allemands.

En 2000, on en comptait 165 000 au Canada et aux États-Unis, en 2008, 227 000. C'est le groupe humain américain du Nord ayant le plus fort taux de natalité (6,8 enfants par famille). Ils refusent en effet en bloc avortement et contraception. Les Amish pratiquent la non-violence et refusent toute intégration à l'armée. Ils subissent parfois des pressions du monde extérieur dans les domaines du travail des enfants et de l'âge où se termine la scolarité obligatoire (ils ont leurs propres écoles, primaires seulement). Au niveau des obligations vaccinales, très sévères aux États-Unis, ils parviennent à passer entre les gouttes.

Depuis 2005, le journaliste d'investigation Dan Olmsted étudie l'épidémie d'autisme[18] et ses liens avec des facteurs environnementaux, en particulier le mercure contenu dans les vaccins. En 2007, il écrit *The Age of Autism*, ouvrage bien sûr largement controversé par la médecine conventionnelle et vaccinatrice. Lors de son enquête chez les Amish de Pennsylvanie, il trouve quatre enfants autistes alors que, dans une population standard aux États-Unis, de même importance numérique, on aurait dû statistiquement en trouver 140. L'un de ces quatre enfants avait été exposé à un environnement chargé de métaux lourds, les trois autres avaient été vaccinés avant d'être adoptés dans la communauté. Le Dr Frank Noonan, médecin de famille dans le comté de Lancaster, Pennsylvanie, qui a travaillé dans la communauté Amish pendant un quart de siècle déclare : « Je n'ai pas vu d'autisme chez les Amish. »

HomeFirst

À Chicago, depuis les années 1970, les services médicaux HomeFirst pratiquent des accouchements à domicile et suivent beaucoup d'enfants non vaccinés, l'État d'Illinois étant relativement permissif quant aux obligations vaccinales. Son directeur médical, le Dr Mayer Eisenstein[19], n'a pas connaissance de cas d'autisme dans sa clientèle. Je le cite : « *Nous avons une assez grande pratique. Nous suivons au fil des ans 30 000 à 35 000 enfants (dont 15 000 nés à domicile par nos soins) et je ne pense pas que nous ayons un seul cas d'autisme chez les enfants qui n'ont jamais reçu de vaccins. Ce diagnostic est évident, il est difficile à manquer.* » Dans la clientèle de HomeFirst, on ne trouve pratiquement pas non plus d'enfants asthmatiques. Le Dr Eisenstein et ses confrères pensaient d'abord que c'était grâce à l'allaitement maternel, mais ils réalisèrent plus tard que c'est surtout la non-vaccination qui entre en jeu.

Australie

« *Les enfants de Hopewood, les gosses en meilleure santé d'Australie*[20]. »

En 1942, 85 enfants dont les mères ne pouvaient s'occuper correctement furent reçus dans une grande demeure à la campagne. Les bébés recevaient du lait de chèvre et les plus grands du lait de vache au début, remplacé plus tard par des jus de légumes et de fruits frais, qui produisaient moins de mucus. Leur alimentation était constituée de fruits, de légumes racines et de légumes verts, d'œufs, de noix, de riz, de porridge, de pain et de biscuits complets, de fruits secs, de beurre non salé, de lentilles et de soja. L'eau qu'ils buvaient était pure, exempte de chlore. Les « bonbons de Hopewood » se composaient de caroube, noix de coco, fruits secs et miel.

Le Service de Santé officiel, inquiet, exigea un jour qu'on leur donnât de la viande, mais les enfants la refusèrent. Les nutritionnistes qui analysèrent alors leur régime le trouvèrent adéquat et même supérieur au régime orthodoxe quant à la richesse en protéines, en hydrates de carbone, graisses et minéraux. On oublia la viande…

Dans ce groupe d'enfants, on ne signala aucune maladie importante et aucune opération. Aucun médicament ni aucun vaccin ne fut donné. Un dentiste les contrôla et trouva vingt fois moins de caries que chez les enfants de la ville. L'oto-rhino-laryngologiste n'avait jamais vu d'amygdales et de végétations aussi tranquilles, et le psychologue parla d'enfants remarquablement **heureux et autonomes**, malgré le fait que beaucoup d'entre eux n'avaient pas été nourris au sein ni maternés par leur mère. Il n'existe malheureusement pas d'étude sur le devenir de ces enfants.

Nouvelle-Zélande

Dans un livre publié par la Société néo-zélandaise de réflexion sur les vaccins[21] sont rapportées deux études, faites en 1992 et 1999. La bonne santé des enfants non vaccinés est claire : moins d'allergies, moins d'otites, d'angines, de rhumes persistants, d'amygdalectomies, d'épilepsie et de troubles du comportement, l'hyperactivité en particulier.

Japon

En 1975, le Japon décida de retarder l'âge des vaccinations à 2 ans plutôt que 2 mois, en relation avec les risques de mort subite des nourrissons attribués au vaccin de la coqueluche par des auteurs de plus en plus nombreux. L'étude, publiée dans *Pediatrics*, montre que les taux de morts subites devinrent alors les plus bas au monde :

- de 1970 à janvier 1975, on avait indemnisé au Japon 20 cas de séquelles permanentes et 37 morts ;
- de février 1975 à août 1981, alors que le vaccin était donné à 24 mois : 5 cas de séquelles permanentes, 3 morts.

Ces chiffres montrent clairement que la **maturation du système immunitaire** de l'enfant (qui n'est à son maximum qu'à l'âge de 5 ans) joue un grand rôle dans la possibilité qu'a l'enfant de se défendre contre les agressions vaccinales. Depuis les années 1990, le calendrier vaccinal japonais s'est « normalisé ». Nous pouvons imaginer sous quelles pressions cette décision a été prise.

Une autre étude publiée dans le *Journal of Allergy and Clinical Immunology*, arrive aux mêmes conclusions. Sur 11 531 enfants, on observe les résultats suivants : à l'âge de 7 ans, le nombre d'enfants asthmatiques est de moitié moins important si la première injection du vaccin DiTePer est retardée. Parmi les enfants vaccinés à l'âge de 2 mois, 13,8 % ont développé un asthme, parmi les enfants vaccinés entre 2 et 4 mois 10,3 % et parmi les enfants vaccinés après 4 mois, 5,9 %.

Autres pays

Dans notre tour du monde, nous pouvons observer au passage que les raisons de ne pas vacciner sont diverses :

- Au **Pakistan**, lorsque la vallée de Swat était contrôlée par les talibans, les responsables avaient cessé la campagne de vaccination contre la polio, *« complot* *occidental visant à stériliser les bébés* ». (*Libération*, avril 2009). Peut-être ces gens avaient-ils eu vent des campagnes de vaccination contre le tétanos réservées aux femmes de 15 à 45 ans, ces vaccins contenant des éléments empêchant les grossesses[22] ?

- « *Au Nigeria, les chefs musulmans du Nord se sont opposés aux campagnes de vaccination contre la polio* » (communiqué de presse 2007). Peut-être ces Nigérians sont-ils au courant des nombreuses publications scientifiques montrant le rôle des vaccins dans la propagation du sida ? Ils se souviennent en tout cas de la triste histoire du Trovan, antibiotique expérimental utilisé à Kano par le laboratoire Pfizer lors d'une épidémie de méningite, ayant causé de nombreux décès d'enfants. Les autorités de l'État de Kano ont intenté en mai 2007 un procès à Pfizer devant la Haute Cour de l'État, réclamant 2,75 milliards de dollars d'indemnités à la société pharmaceutique pour avoir « *secrètement utilisé des enfants comme cobayes dans les tests d'un médicament sous le prétexte d'apporter une aide humanitaire* ».

Ouganda

Le journaliste Kihura Nkuba[23] a reçu de graves menaces pour avoir dit : « *Les mères cachent leurs enfants. Le vaccin polio les tue.* » Deux hypothèses principales sont données pour expliquer ces décès :

- le danger de vacciner des enfants séropositifs pour le sida[24] (le fabricant lui-même met en garde) ;
- le système immunologique de ces enfants est lésé par les hauts niveaux de fluor de cette région.

Mexique

Le refus de vacciner peut être une attitude de défense contre la majorité dominante. Il est cité comme tel à propos des indigènes par le professeur Bonfil Batalla, anthropologue mexicain, dans son célèbre livre, *México Profundo*.

Voici quelques notes sur les vaccinations et la santé au Mexique, où j'ai récemment séjourné. Depuis 2008, j'ai travaillé comme bénévole pendant plusieurs mois à Caminando Unidos[25], centre d'accueil d'enfants dans la banlieue pauvre de Cuernavaca[26]. J'ai pu mesurer à quel point les gosses de ces quartiers sont facilement amenés par les parents au dispensaire du coin, dont ils ressortent souvent avec une prescription d'antibiotiques, inutile à mes yeux. Les campagnes de vaccination sont bien présentes, et les adolescents ont tous entendu parler du papillomavirus, qu'ils citent dans la liste des maladies vénériennes, preuve que la campagne de vaccination contre ce virus a déjà ancré cette peur dans les esprits.

> Le Dr François Choffat écrit du Mexique en mars 2010 :
>
> « Connaissez-vous le conte du joueur de flûte de Hamelin ? Le village de Hamelin avait loué les services d'un dératiseur car le pays était infesté. Le bonhomme, grâce à sa flûte, a fait sortir tous les rats et les a entraînés à la rivière où il les a noyés. Devant le refus du village de payer le prix convenu, le flûtiste a repris sa musique et tous les enfants l'ont suivi jusqu'à la rivière où ils se sont à leur tour noyés. L'événement relaté ci-après m'y a fortement fait penser.

Nous étions un matin à Tsintsuntsan, petit village du Michoacan. La musique d'une fanfare se fait entendre dans la grand-rue. Tout guillerets, nous supputons une fête, une cérémonie, un événement exceptionnel coïncidant avec notre visite. Renseignement pris, *"una fiesta ? no, vacuna !"* En effet, la fanfare tourne dans une rue latérale et nous découvrons qu'elle est suivie d'un troupeau bien calme et consentant de quelques dizaines d'adolescentes ! Vous voyez, au Mexique, on a la manière : comment pourrait-on, dans des conditions aussi festives, refuser la "vacuna" ? »

L'équipe du centre et moi-même organisons des séminaires hebdomadaires de discussion avec les enseignants, les auxiliaires et les parents intéressés, sur la « bonne vie ». Lors de mes séjours, nous avons bien sûr parlé d'alimentation (mes lentilles germées ont eu un succès relatif… surtout assaisonnées de *chile*) et bien sûr des vaccinations[27]. Il y a encore un long chemin à faire pour beaucoup avant d'acquérir une certaine autonomie en matière de santé, mais de petites graines sont semées. Quelques-unes des mamans vont réfléchir avant de vacciner plus avant leurs bébés. Des fruits sont maintenant distribués aux enfants une heure avant le repas et le chocolat au lait du petit déjeuner perd progressivement de son aura magique.

Nous avons créé une association en Suisse et en France avec un projet de construction écologique par les habitants eux-mêmes de ce quartier où bien des maisons sont faites de planches et de tôles ouvertes aux scorpions et aux rats. Les plans sont prêts pour les deux premières maisons, avec citerne de récupération d'eau de pluie et toilettes sèches. Un architecte proche des élèves d'Ivan Illich soutient notre démarche[28].

Non loin de Cuernavaca, il faut découvrir Tepoztlan, petite ville montagnarde assez touristique, riche d'un cloître magnifique, souvenir de la lourde présence espagnole militaire et religieuse des siècles coloniaux. À quelques kilomètres de là, en pleine campagne, se trouve un centre d'accueil d'enfants « pas comme les autres », Tashirat. Les enfants y sont à plein temps, vivant en « familles » avec une « maman », comme dans les villages d'enfants SOS. Ils sont issus de milieux vivant des situations encore plus lourdes que celles de Caminando Unidos, avec des parents souvent en prison pour abus sexuels ou violence. La fondatrice de ce lieu, Brenda Jacobsen (Artemia) l'a voulu végétarien, loin des médecins et loin de la ville. En plus du football, inévitable au Mexique, les gosses y font du yoga. Quand un enfant est admis, il est souvent sous médicaments. En un mois de végétarisme et de régime alcalinisant (le jus de citron est roi), tout traitement peut être arrêté. Si un enfant est malade, on le garde au chaud avec jus de citron et tout va bien. Pas de vaccinations. En bref, un lieu de vie très beau et très touchant, qui m'a projetée dans le temps et dans l'espace vers l'Australie et l'aventure Hopewood des années 1940.

Mexique : une médecine à deux vitesses

Pour les citadins moyens ou aisés, la situation n'est pas très différente de celle que nous connaissons en Europe, sauf que les assurances maladies sont souvent remplacées par une magnifique solidarité entre les gens. Dans les grandes villes, il existe des cliniques privées, des homéopathes et un fourmillement de thérapeutes holistiques. Les constellations familiales[29] sont à la mode.

Mais dans les villages...

À Amatlan près de Tepozlan, j'ai visité un guérisseur traditionnel. Son fils a fait des études de médecine et a ouvert une petite clinique dans le village. Il soigne surtout par les plantes (qu'il cultive dans son jardin) et des méthodes chamaniques comme la hutte à sudation car, nous dit-il, les gens d'ici sont trop pauvres pour acheter les médicaments allopathiques. Ils n'ont souvent même pas de quoi payer le bus qui les conduirait si nécessaire à l'hôpital de la ville, où, comme indigènes, ils n'ont du reste guère de chances d'être bien reçus ni bien soignés.

Dans les territoires indigènes autonomes, chez les zapatistes du sud-est mexicain, on ne trouve pas de médecins, mais des équipes sanitaires « aux pieds nus ». Comme pour la justice et l'éducation, l'accent est mis par les zapatistes sur le retour aux traditions médicales indigènes, très proches de notre naturopathie. Pas de vaccinations. La santé reste cependant précaire, dans leur situation d'extrême pauvreté, de climat rude, de manque de terres cultivables et de la « guerre de basse intensité » qui les cerne. Hernan Cortès, cruel conquistador du XVIe siècle, avait écrit du Mexique : *« N'envoyez pas de médecins, ils en ont des bons ici. »* Des études ont montré que la médecine indigène n'a pas beaucoup changé au cours des siècles. Elle est le plus souvent bien adaptée aux besoins locaux.

2. Les premiers vaccins du bébé

J'ai souvent constaté une grande ignorance chez les parents. À la question : « Quels vaccins a-t-il reçus ? », j'entends souvent : « les vaccins habituels » ou « le minimum » (qui, suivant les gens, est une notion très variable) ou même « je ne sais pas » ! Je pense donc utile de rappeler les maladies contre lesquelles on vaccine nos enfants. Le vaccin de base des bébés, que nous connaissions jusqu'aux années 1970 (DiTePerPol ou Tetravax) était dirigé contre quatre maladies : la diphtérie, le tétanos, la coqueluche et la polio. Je vais, dans un premier temps, donner quelques notions sur ces quatre maladies.

La diphtérie

Elle est due à une bactérie sensible à la pénicilline. C'est le *croup* de nos grand-mères, une angine grave qui a disparu de nos régions depuis des décennies. Le pharynx était tellement enflammé que l'air ne passait plus et il fallait souvent pratiquer une trachéotomie. Une des causes de gravité de cette maladie est donc l'angine, due directement à la bactérie et sensible aux antibiotiques. Des symptômes d'obstruction respiratoire analogues, mais le plus souvent bien moins graves peuvent aussi être produits par une infection virale, que l'on a donc appelée faux croup (c'est la laryngite striduleuse), maladie assez fréquente en hiver en Europe, touchant surtout les enfants de 2 à 5 ans.

Le vaccin contre la diphtérie, généralisé en France depuis 1938, est composé d'une anatoxine qui peut prévenir les complications rénales et cardiaques dues à la toxine diphtérique. Il rendrait donc la maladie moins grave pour le malade mais n'a aucune action sur la contagion et ne peut pas prévenir les épidémies, comme on le croit en général.

> Le dernier pic de diphtérie s'est produit en France entre 1942 et 1945, alors que les vaccinations de masse ont commencé en 1938. Il existe après le vaccin un déficit immunitaire temporaire général et spécifique, qui explique la plus grande fréquence de la maladie dans les jours ou les semaines suivant la vaccination. En 1944, en plein pic épidémique, le Dr Neveu traitait avec succès les diphtéries avec un remède simple et bon marché : le chlorure de magnésium[30]. Les autorités médicales refusèrent de publier ses travaux « de peur de détourner la population de la vaccination ».

DIPHTÉRIE

On vaccine les bébés contre une maladie absente de nos pays[31] et facilement traitée par les antibiotiques.

Le tétanos

Cette maladie est due à une bactérie dont les spores (qui se trouvent dans la terre et les excréments d'animaux) pénètrent dans le corps lors d'une blessure. Les symptômes sont produits par la toxine du microbe, qui attaque le système nerveux, produisant des spasmes et des contractures musculaires. Ce n'est pas une maladie contagieuse et la personne non vaccinée ne peut en aucun cas être un danger pour l'entourage. Comme pour la diphtérie, le vaccin est une anatoxine. Elle n'empêche pas l'infection mais combat l'action de la toxine qui produit les spasmes musculaires du tétanos. Or, le tétanos n'est pas une maladie immunisante : si vous faites un tétanos un jour, vous n'êtes pas protégé contre la même maladie plus tard. Vos anticorps sanguins sont peut-être élevés, mais il n'a jamais été prouvé que cela prévienne la maladie. De nombreuses études montrent au contraire qu'il n'y a aucune corrélation entre le taux d'anticorps sanguin et la possibilité de développer un tétanos. Les vaccinations faites aux femmes enceintes des pays pauvres n'ont eu aucune incidence sur la diminution des tétanos du nouveau-né. C'est l'hygiène du cordon ombilical et des conditions d'accouchement qui a – presque partout – fait disparaître cette maladie, mortelle pour le nouveau-né.

Dans nos pays, le tétanos est très rare (du reste, les maladies infectieuses dans leur ensemble représentent moins de 2 % des causes de mortalité en France). Entre 2005 et 2008, on comptait en France 13 cas par an, avec une moyenne d'âge de 78 ans et une mortalité de 30 %. Le tétanos survient très rarement avant l'âge de 45 ans.

On explique ceci par le fait que l'immunité générale des personnes âgées diminue et que leurs tissus sont moins bien irrigués par la circulation sanguine, ce qui permet à ce microbe détruit par l'oxygène de se développer.

J'ai vu mourir beaucoup de bébés de tétanos néonatal lorsque je travaillais dans un hôpital de brousse en Afrique du Sud à la fin des années 1970. Ces enfants étaient nés dans leur case avec des matrones traditionnelles qui utilisaient un pansement ombilical à base de bouse de vache. Ce souvenir m'a laissé pendant de nombreuses années une peur réelle de cette maladie. C'est le dernier vaccin que je pratiquais encore, avant de me rendre compte de son inutilité.

La vie m'a malheureusement montré que ce vaccin n'était pas exempt de risques : une fillette de 10 mois a été retrouvée morte un matin, trois semaines après le « petit vaccin tétanos seul » que je lui avais injecté. Évidemment, nous n'avons aucune preuve que le vaccin soit coupable de cette « mort subite ». La maman, cependant, me confia plus tard : *« Depuis le vaccin, Marie n'était plus aussi joyeuse et énergique qu'avant, son comportement avait changé. »* Les anglophones parlent de *« minimal brain damage »* (atteinte minime du cerveau) après les vaccins et cela me paraît bien probable dans cette triste histoire.

Ma voisine infirmière vient de me raconter qu'elle suit à domicile une dame, en fauteuil roulant depuis un « petit » rappel tétanos pour une blessure sans gravité.

On a obtenu dans les années 1950 d'excellents résultats chez huit patients atteints de tétanos avec des injections intraveineuses de chlorure de magnésium (20 ml à 25 % par jour[32]).

TÉTANOS

On vaccine les bébés contre une maladie qui touche les vieillards, et il n'a jamais été prouvé scientifiquement que le vaccin soit efficace[33].

Le Dr François Choffat a été témoin du décès d'un enfant de 17 mois, 13 jours après la deuxième injection de DiTe. Il déplore, dans son ouvrage *Vaccinations : le droit de choisir (op. cit.)* les campagnes systématiques de vaccinations : « Les campagnes systématiques s'opposent à une étude comparative par manque de groupes témoins car, si la majorité des enfants d'une population est vaccinée, il est impossible de savoir ce qui serait advenu dans la même population non vaccinée. Il serait plus logique d'introduire progressivement une vaccination pour avoir, durant une longue période, autant de vaccinés que de non vaccinés dans la même population, afin de mieux évaluer la relation bénéfices/risques. [...] Le corps médical n'aime pas reconnaître les complications vaccinales majeures, comme il répugne à reconnaître toute faute médicale. Personne n'a envie de se retrouver au banc des accusés et, par réflexe de solidarité, le médecin n'a pas davantage envie d'y voir un confrère. Donc, en cas d'accident vaccinal probable, c'est le démenti collectif qui prime sur l'aveu du doute. »

La poliomyélite

C'est un virus qui pénètre dans l'organisme par le tube digestif. Dans un petit nombre de cas, il peut s'attaquer au système nerveux et causer des paralysies parfois mortelles. Les homéopathes ont depuis longtemps observé que les cas de polio suivis selon leur méthode n'ont que des symptômes légers (surtout digestifs), de la fièvre et pas de paralysie. Ils disent très humblement qu'ils ne savent pas si cela est dû à l'action de leurs remèdes ou simplement au fait de respecter les symptômes, surtout la fièvre. Un autre témoignage me vient du Brésil : lorsqu'une épidémie de polio s'approchait de sa ville, le médecin du coin lançait le mot d'ordre : *« Pas de sucre aux enfants ! »* Et tout se passait bien, sans paralysies.

Quant au traitement, le Dr Neveu, en 1944, avait proposé avec succès le chlorure de magnésium par voie buccale[34] mais – comme pour la diphtérie – le corps médical préféra rester fidèle à la vaccination. L'expérience des ostéopathes est intéressante : ils ont observé que des cas paralytiques traités tôt en ostéopathie ont un bien meilleur pronostic que les autres.

La voix officielle clame que ce sont les vaccinations qui ont fait disparaître la polio de nos pays. Comme pour les autres maladies pour lesquelles on vaccine, nous savons que la diminution des cas a précédé l'introduction généralisée du vaccin, et que ce sont les conditions d'hygiène et de mode de vie qui sont à l'origine de ces courbes descendantes. La scarlatine et la peste, pour lesquelles il n'existe aucun vaccin, ont suivi la même courbe.

Les experts et l'OMS sont obligés de faire le constat que la lutte contre la polio dans le tiers-monde est en phase d'échec. Des épidémies sont observées en Afrique et en Inde, dans lesquelles les enfants vaccinés sont touchés, parfois plus sévèrement que les autres. Des épidémies sont aussi causées par les campagnes de vaccinations, lorsque le virus vaccinal mute et redevient « sauvage ». Le type 2 du virus polio à l'état sauvage avait disparu au niveau mondial depuis 1999[35]. C'est donc le virus vaccinal qui est à l'origine de l'épidémie due à ce type en 2008 au Nigeria. L'OMS prépare en conséquence un vaccin qui ne contiendrait plus que les types 1 et 3. Le problème de l'éradication de la polio dans ces pays pauvres semble presque insoluble… aussi difficile à réaliser que le rêve de donner à chacun un accès à l'eau potable, ce qui résoudrait en grande partie le problème.

POLIOMYÉLITE

On vaccine les bébés contre une maladie qui a disparu de nos pays, et le vaccin n'est pas dénué de dangers.

La coqueluche

C'est une maladie d'enfance causée par une bactérie sensible aux antibiotiques au début, alors que les symptômes typiques de toux en quintes dus aux toxines de cette bactérie ne sont pas encore présents. C'est lorsque le vaccin contre la coqueluche a été ajouté au DiTePol que les accidents vaccinaux ont commencé à se multiplier, en particulier les encéphalites. La fréquence de cette atteinte cérébrale, qui peut causer la mort ou de graves séquelles, a poussé les pays scandinaves et l'Allemagne à abandonner cette vaccination en 1973... et personne n'a parlé, depuis, de catastrophe sanitaire due à la coqueluche dans ces pays ! Ce vaccin a également été incriminé comme une des causes importantes de mort subite du nourrisson.

Dans les pays francophones cependant, les médecins conventionnels continuent à penser que les risques de la maladie sont plus grands que ceux du vaccin.

Vieira Scheibner, en Australie, travaille depuis plus de vingt ans sur les rapports entre les vaccins et la mort subite du nourrisson[36]. H.L. Coulter *et coll.* ont écrit en 1985 *A Shot in the Dark*, à propos du vaccin DiTePer et de ses graves conséquences sur le système neurologique des enfants. Ce titre, dont la traduction libre serait « Tirer au hasard », a été repris par Lina Moreco pour la version anglaise de son film « Silence, on vaccine ».

En 1974, en Grande-Bretagne, à la suite d'émissions à la télévision montrant des enfants atteints d'encéphalopathie due au vaccin coqueluche, la peur du vaccin a poussé de nombreux parents et médecins à ne plus vacciner contre la coqueluche. En 1977 et 1979, ce pays a connu des épidémies de coqueluche, la première causant trente-six morts, la seconde quatorze morts. Les articles à ce sujet précisent que la plupart des décès se sont produits dans des familles pauvres, chez des enfants défavorisés, ce qui nous montre une fois de plus que le terrain est plus important que le microbe. La vaccination est actuellement proposée chez les adultes (en France) pour protéger les nourrissons. Même si le vaccin actuel, acellulaire, semble un peu moins dangereux[37] que le précédent (cellulaire), c'est pour moi une preuve que cette vaccination a été un échec de plus dans l'éradication d'une maladie. La situation est compliquée par le fait que des sous-types de la bactérie ne sont pas visés par le vaccin actuel. D'autre part, la maladie n'est pas aussi définie que nous le croyons. Certains virus ou d'autres bactéries que celles de la coqueluche peuvent donner des toux pratiquement semblables.

Dans ma pratique de pédiatre homéopathe, les coqueluches n'étaient pas rares. Les granules peuvent soulager, mais la maladie doit se faire. Dans le seul cas dont je me souvienne où l'amélioration fut très rapide, la maman m'avait dit : *« Cela été beaucoup mieux depuis que j'ai glissé un tube de Pertussinum dans la poche de mon enfant ! »* Cette maman était consciente que les remèdes peuvent agir à distance.

Cet heureux exemple m'amène à parler des **nosodes.** Ce sont des médicaments homéopathiques (donc dilués et dynamisés) faits le plus souvent à partir de la culture d'un microbe. J'avais appris qu'il est préférable de les utiliser soit en prévention (par exemple pour les frères et sœurs d'un enfant malade) soit après la maladie, s'il y a des complications, comme un « drainage[38] ». Certains homéopathes les emploient cependant avec succès pendant la maladie.

Après les coqueluches, je demandais systématiquement aux parents s'ils regrettaient de ne pas avoir vacciné. Tous me répondaient par la négative, ayant vécu ces nuits difficiles comme une initiation, semble-t-il. Une fois seulement, la maman me dit avoir regretté : *« C'était trop dur, ces nuits de quintes, je vaccinerai certainement mon deuxième enfant »* (elle était enceinte).

Nous en avons longuement parlé et décidé, en effet, de pratiquer ce vaccin, seul, dès que ce futur bébé aurait trois mois. Et le temps passa. Je la revis quand la petite avait un an… *« Alors, ce vaccin coqueluche ? »* La maman, souriante, me répondit : *« J'ai réalisé que mon grand, qui était toujours enrhumé et grippé avant sa coqueluche, n'a plus jamais été malade depuis. Et j'ai lu dans mon livre d'homéopathie que la coqueluche améliorait les terrains tuberculiniques. J'ai donc senti juste de ne pas vacciner la petite. »*

Il faut noter que ces parents étaient en crise et se sont séparés peu après. Il est possible que la coqueluche ait été si explosive… parce que la situation du mal-être des parents était niée et n'explosait pas. Je raconte plusieurs observations de ce type dans mes petits livres *Quintessences*[39].

COQUELUCHE

On vaccine les bébés contre une maladie qui existe encore chez nous, mais pour laquelle le rapport bénéfice/risques du vaccin est gravement remis en question.

Les vaccins contre le pneumocoque, le rotavirus, l'hépatite A s'ajoutent suivant les pays au calendrier des vaccinations recommandées. Partout, cependant, on vaccine contre l'hemophilus influenzae (Hib).

L'hemophilus (Hib)

Cette bactérie cause chez le petit enfant des méningites, des otites et des épiglottites (inflammation très grave au fond de la gorge, donnant des signes de blocage de la déglutition et de la respiration, à ne pas confondre avec le faux croup, dû pour sa part à un virus et en général bénin, avec une voix et une toux rauques). Le vaccin ne protège pas contre cette épiglottite, une des seules vraies urgences en pédiatrie[40].

> Les avis médicaux sont partagés quant à l'utilité de ce vaccin. On observe une diminution de ces méningites spécifiques (à noter que cette diminution avait commencé avant l'introduction du vaccin), mais aussi une augmentation du nombre des méningites à germes voisins. Michel Georget relate plusieurs études montrant que la vaccination peut être suivie d'une « phase négative » d'une à deux semaines pendant lesquelles le risque de cette méningite augmente jusqu'à sept fois.

Il existe aussi un vaccin contre le méningocoque, une des autres bactéries responsables de méningites. Il ne fait pas partie des calendriers vaccinaux de l'enfance (sauf en Belgique) ; il est employé en cas d'épidémies.

Au contraire de l'adulte et de l'enfant plus grand, chez qui le signe principal de méningite est la raideur de la nuque, le bébé ne tient plus correctement sa tête *(head drop)*, son teint est gris et il gémit anormalement, avec ou sans température. La fontanelle est bombée. Si votre bébé a une méningite, vous allez tout de suite sentir qu'il n'est vraiment pas bien, que son énergie est complètement modifiée. Vous n'aurez aucun doute sur le fait qu'il faut l'amener aux urgences d'un hôpital.

HIB

On vaccine les enfants avec un vaccin dont le bénéfice est discuté. Certains parents croient abusivement qu'il protège contre toutes les méningites.

L'hépatite B

C'est la sixième valence du vaccin le plus souvent proposé actuellement aux bébés. La campagne de vaccination contre l'hépatite B lancée en France en 1994 est considérée par beaucoup comme un des plus grands scandales médicaux du XXe siècle. La France fait partie d'une région de faible endémie, avec moins de 2 % de porteurs sains, qui ne sont pas tous contagieux. Les risques de maladie proclamés par les autorités sanitaires et l'industrie pharmaceutiques avaient été grandement exagérés, basés sur des erreurs et des mensonges.

La vaccination massive de 30 millions de Français, surtout adolescents et adultes, a été suivie d'une explosion de problèmes neurologiques, en particulier des scléroses en plaques. Largement niée par le corps médical, cette situation a pourtant fait cesser la campagne dans les collèges en 1998. Ce sont maintenant les nourrissons qui reçoivent ce vaccin, en dépit de toute logique, puisque c'est une maladie d'adulte et que les anticorps dus au vaccin ne persistent que pendant quelques années.

HÉPATITE B

On vaccine les enfants avec un vaccin dangereux et inutile à leur âge.

La tuberculose

Bien que le BCG ne soit plus obligatoire en France pour les enfants, certains médecins le proposent encore. Pourtant… en 1977 déjà, un médecin français, le Dr Marcel Ferru, publiait à compte d'auteur *La faillite du BCG*. Les journaux médicaux de l'époque n'avaient pas accepté ses articles sur ses doutes à propos de l'efficacité du vaccin. Il faut lire ce livre pour comprendre comment un vaccin dangereux et immunisant d'une manière peu satisfaisante a pu être largement répandu et même rendu obligatoire en France. Le BCG offre une si mauvaise protection avec de si grands risques que **l'OMS propose de ne l'employer qu'à titre exceptionnel.** La tuberculose est le type même de la maladie liée au manque d'hygiène de vie et à la baisse globale de l'immunité.

Le BCG est souvent considéré par les homéopathes comme le pire des vaccins. Lors d'un drainage isopathique du BCG (voir dernier chapitre), on a souvent de fortes réactions qui prouvent bien les blocages d'énergie importants dus à ce vaccin. Chez certains enfants, le test à la tuberculine (à ne pas confondre avec le vaccin) peut déséquilibrer un terrain. Nombreux sont les enfants qui présentent des toux, des rhumes et d'autres infections plus graves après ce simple test. Didier Grandgeorges en cite bien des cas[41].

TUBERCULOSE

Le BCG est un mauvais vaccin, dangereux de surcroît.

Maladies d'enfance et vaccins

Les vaccinations contre les maladies d'enfance sont malheureusement efficaces et la disparition partielle de ces maladies est à nos yeux très préoccupante. Ce sont elles qui construisaient chez le petit l'immunité qui lui serait indispensable à l'âge adulte. Comme les pièces d'un puzzle forment une image, chaque maladie jouait son rôle. À l'instar des désastres écologiques planétaires dus à l'agriculture industrielle et aux diverses pollutions, l'écologie du corps humain est, à notre époque, elle aussi bien mal en point. Il est exact que les progrès de la science médicale sont spectaculaires et souvent admirables... mais l'excès en tout est un défaut. Ivan Illich le dénonçait déjà en 1975 dans son livre *La Némésis médicale*. Une des thèses d'Illich, valable aussi pour d'autres facettes de notre « civilisation » est que toute chose bonne en soi devient contre-productive si elle est utilisée de façon systématique et sans discernement. Les médecins anthroposophes élèves de Rudolf Steiner disent d'une façon quelque peu poétique que la disparition des maladies chaudes de l'enfance prépare le lit des maladies froides de l'adulte (les cancers par exemple).

> En plus du rôle de construction de l'immunité, on observe très souvent que l'enfant fait un bond en avant dans son développement physique, psychologique ou mental après une coqueluche ou une rougeole.

La rougeole

Avant les années 1960, la rougeole était généralement reconnue par le corps médical comme une maladie le plus souvent **bénigne** dans l'hémisphère Nord. On savait même qu'elle peut être **bénéfique**, car les enfants hospitalisés souffrant de syndrome néphrotique[42] étaient systématiquement mis en contact avec des rougeoleux et beaucoup guérissaient ainsi de leur problème rénal.

Je me souviens d'une fillette dont l'audition était diminuée par une otite séreuse chronique pour laquelle aucun de nos traitements n'avait été couronné de succès. Elle avait déjà son rendez-vous pour une opération d'ablation des végétations. Probablement grâce à une profonde intuition de son corps, elle commença une magnifique rougeole. Quelques jours après, c'était la bonne nouvelle : *« Maman, j'entends de nouveau chanter les oiseaux ! »*

La gravité de la rougeole est très nettement liée au **niveau socio-économique** des enfants atteints : il est vrai que dans le tiers-monde, la rougeole tue beaucoup et constitue aussi une grande cause de cécité (la conjonctivite est aggravée par le déficit en vitamine A). La tuberculose, la malnutrition, la malaria et les parasites intestinaux sont une lourde charge pour les défenses immunitaires de beaucoup d'enfants de l'hémisphère Sud.

> Le virus de la rougeole n'est pas plus « méchant » en Afrique que chez nous, c'est le **terrain** qui est plus fragile. Lors d'une étude faite dans une ville africaine, alors que les enfants des bidonvilles mouraient de rougeole dans des proportions impressionnantes, on a observé pendant la même épidémie que les enfants des familles africaines bourgeoises jouissant d'un niveau socio-économique comparable à celui des familles européennes n'avaient pas plus de complications que les enfants européens.

Un vaccin controversé

Le vaccin est proposé aux enfants d'un an environ, le plus souvent associé aux valences oreillons et rubéole. La raison première du lancement de ce vaccin, dans les années 1960, était le risque d'encéphalite… et le nombre de jours de travail manqués par les mères d'enfants malades ! Plusieurs mamans m'ont raconté qu'elles avaient accepté ce vaccin – alors qu'elles hésitaient à son sujet – après un discours du pédiatre sur la solidarité envers les enfants du tiers-monde pour qui la rougeole peut être fatale. Cet argument de solidarité n'a aucun sens, à mon avis, car l'éradication d'un virus de la surface de la planète par la vaccination est une utopie[43]. Ces mamans se trouvent souvent devant un médecin sûr de son fait, ayant déjà la seringue prête à la main.

L'expérience au cours des décennies a clairement montré que les risques de la généralisation de cette vaccination en ont largement dépassé les bénéfices. Le vaccin protège moins bien et moins longtemps que la maladie, cette affirmation ne peut être démentie par aucun scientifique. Dans la plupart des épidémies de rougeole, beaucoup de malades avaient été vaccinés. Le **déplacement de l'âge** dû aux vaccinations massives crée maintenant des rougeoles chez les adolescents, les adultes et les nouveau-nés de mères vaccinées, qui peuvent mourir de la rougeole.

Une complication très grave de ce vaccin est **l'autisme**[44]. Le Dr Andrew Wakefield, gastro-entérologue travaillant dans un hôpital pédiatrique londonien, a en effet observé dès le milieu des années 1990 que des lésions de la muqueuse de l'intestin grêle secondaires au vaccin produisent chez un grand nombre d'enfants des douleurs abdominales et des diarrhées importantes. Ces lésions rendent l'intestin perméable à de grosses molécules présentes dans l'alimentation habituelle : le gluten, protéine de certaines céréales (dont le blé) et la caséine, protéine du lait. Un tube digestif normal ne les laisse passer dans le courant sanguin que sous une forme fragmentée, utilisable par l'organisme. Si le gluten et la caséine se retrouvent tels quels dans le sang, ces grosses molécules peuvent causer des lésions cérébrales (qui s'ajoutent aux lésions dues au mercure, adjuvant vaccinal). Cette observation est actuellement niée par le corps médical conventionnel et le Dr Wakefield, en procès depuis des années avec les autorités médicales britanniques, a dû s'exiler aux États-Unis où il continue sa lutte. Il est difficile, cependant, de ne pas admettre ces vues si l'on sait que des milliers d'enfants présentant des troubles du comportement sont améliorés et même guéris par un régime sans gluten et sans caséine.

Le film de Lina Moreco, « Silence on vaccine », fait de témoignages de victimes de vaccinations en est une preuve, de même que les résultats obtenus par de nombreuses associations proposant des changements alimentaires[45]. J'en parle en détail dans mon dernier livre[46], où se trouve en annexe le témoignage impressionnant de l'enfant appelée dans ce texte Clémentine.

Le traitement de la rougeole

Il existe des **remèdes homéopathiques ou naturels** aidant l'enfant à traverser cette maladie. La sagesse populaire dit d'habiller l'enfant en rouge et de le mettre dans une chambre recouverte de tentures rouges. Il est surtout important d'écarter les peurs qui touchent à l'hystérie autour de la rougeole.

> Une maman m'a raconté avoir été chassée d'un cabinet médical, son enfant rougeoleux dans les bras. « Vous n'aviez qu'à le vacciner ! » lui avait lancé le médecin. D'autres enfants ont été hospitalisés en isolement strict pendant trois semaines pour des rougeoles sans autre complication que la peur du corps médical. Choisissons donc bien le thérapeute chez qui nous cherchons de l'aide ou, simplement, taisons-nous (la voisine peut souvent nous aider à faire le diagnostic).

Dans la plupart des maladies virales, le respect des symptômes est un grand facteur d'amélioration, voire de guérison. Dans son livre *La grippe, pas de panique*[47], le Dr François Choffat rapporte de nombreuses observations d'homéopathes qui obtinrent, lors d'épidémies de grippe, un taux de mortalité bien inférieur chez leurs patients que chez ceux de leurs confrères allopathes.

Une étude de Witzenburg (1992) rapporte des observations faites en Afrique lors de graves épidémies de rougeole. Les médecins avaient noté que les enfants qui présentaient une fièvre très élevée (activant les défenses immunitaires de l'organisme), un exanthème cutané très intense (réaction appropriée d'élimination) et un grand abattement avaient un meilleur pronostic. On divisa les malades en deux groupes, donnant au premier groupe des médicaments pour faire baisser la fièvre et calmer la toux. Vingt enfants sur cinquante-six moururent, souvent de pneumonie. Dans le second groupe, seuls furent employés des antibiotiques et/ou des transfusions, mais rien pour baisser la fièvre ou calmer la toux. Quatre enfants sur cinquante-six moururent.

> Dans la rougeole, comme dans toute maladie infectieuse, il est important de **respecter au maximum la fièvre.** Des études en laboratoire ont montré que les virus se reproduisent deux cents fois plus vite à 37 degrés qu'à 39 degrés. La crainte des convulsions fébriles du petit enfant a été grandement exagérée par le corps médical.

L'épidémie de rougeole en Suisse en 2008-2009

Les médecins, largement relayés par les médias, se sont indignés que les principaux foyers épidémiques aient éclos dans les écoles Steiner, en Suisse centrale ainsi que dans la région de Lausanne. Une panique générale s'est ensuivie, avec des fermetures d'écoles et une vaccination obligatoire pour les étudiant(e)s de certaines universités. À Lausanne, le vaccin employé était le ROR (rougeole-oreillons-rubéole), fourni gratuitement aux étudiants, alors que le vaccin rougeole seul était possible mais payant !

Nous nous sommes inquiétés de savoir tant de jeunes filles vaccinées contre la rubéole sans recevoir de consignes de contraception. On sait en effet que le vaccin peut, comme la maladie, causer des malformations fœtales en début de grossesse. Il nous fut répondu par Mme Claire-Anne Siegrist, professeure genevoise de vaccinologie, que cette crainte n'est plus de mise avec les vaccins actuels.

Cette réponse nous étonna plus qu'elle ne nous rassura. Cette consœur spécialiste des vaccinations multipliait les messages alarmants dans les journaux et sur les ondes. Elle annonçait à la radio : « *La rougeole est très grave, elle tuait avant la vaccination un enfant par semaine*[49]. »

Fin janvier 2009, une enfant de 12 ans vivant en Haute-Savoie est décédée de rougeole à l'hôpital de Genève. Cet événement tragique a été monté en épingle pour renforcer la campagne de vaccination, culpabiliser les parents réfractaires aux vaccinations et ridiculiser les groupes de réflexion sur la santé. Heureusement, une lettre écrite par une voisine de la famille dans un journal local a apporté un bémol aux affirmations officielles parlant de parents irresponsables : le frère aîné de cette fillette avait été vacciné contre la rougeole à l'âge habituel, vaccination après laquelle il avait fait une telle réaction qu'il avait dû être hospitalisé en soins intensifs. C'est donc après cette expérience douloureuse, et en parfait accord avec le médecin traitant, que les parents avaient décidé de ne pas vacciner sa sœur dans sa petite enfance. Il existe probablement dans cette famille une déficience immunologique spécifique. Nous en reparlerons plus loin.

Les oreillons

Les oreillons sont dus à un virus provoquant un gonflement des glandes salivaires. Cette maladie est en général bien supportée. En cas de douleurs, les petits moyens, (compresses d'argile ou granules d'*Apis* en basse dilution) peuvent aider. J'ai connu un cas de douleurs abdominales intenses chez un enfant pendant ses oreillons, que j'avais diagnostiquées au téléphone comme une probable pancréatite (une complication des oreillons tout comme la méningite due au même virus). À mon grand étonnement, le nosode *(Parotidinum)* prescrit par le médecin de son village a eu un effet miraculeux sur les douleurs.

Ce qui a poussé à généraliser la vaccination contre cette maladie d'enfance est le fait que, si elle survient chez un adulte de sexe masculin, elle peut provoquer une inflammation du testicule (orchite) qui peut entraîner une stérilité… mais la stérilité secondaire aux oreillons pourrait bien faire partie des grands mythes de notre temps ! En effet, un homme adulte qui attrape les oreillons a très peu de chance de faire une orchite et, si c'est le cas, il n'est absolument pas certain qu'elle soit suivie de stérilité. De plus, l'orchite bilatérale est très rare. Si donc, par malheur, un testicule était condamné suite aux oreillons, l'autre continuerait à produire assez de sperme pour repeupler le monde ! Dans notre culture où la sexualité est souvent mal vécue et où beaucoup de gens confondent la notion de stérilité avec celle d'impuissance, la peur des oreillons chez l'homme adulte est une arme de choix pour promouvoir les vaccinations. Les diverses **pollutions hormonales** de nos eaux et des viandes de boucherie sont actuellement un danger bien plus grand pour la spermatogenèse.

Le vaccin, du reste, protège assez mal contre la maladie, ce qui est peut-être un bien, car on a ainsi moins de chance de voir se développer (comme pour la rougeole) davantage d'oreillons chez l'adulte, résultat qui serait contraire au but escompté.

Par ailleurs, plusieurs études[50] associent l'inquiétante **augmentation de la fréquence des diabètes juvéniles** et la vaccination contre les oreillons.

La rubéole

Voici une maladie bénigne entre toutes : peu de fièvre et une discrète éruption. Le vaccin a été développé pour éviter les possibles malformations de l'enfant à naître lorsqu'une femme est atteinte de rubéole pendant le premier trimestre de sa grossesse. Le même problème se présente à nouveau : comme pour la rougeole, les oreillons et la coqueluche, l'immunité des populations vaccinées est déficiente. Les femmes n'ayant pas pu faire spontanément la maladie se trouveront plus réceptives à la rubéole que si l'on avait laissé faire les choses de façon naturelle ! Avant la généralisation de ce vaccin, au moins 85 % des femmes adultes étaient naturellement immunisées contre la maladie. Des voix s'élèvent pour contester l'efficacité du vaccin et ses effets secondaires ne sont pas si bénins. Des douleurs articulaires peuvent persister plusieurs mois après cette vaccination.

Le virus vaccinal peut aussi être dangereux pour un fœtus ; il est nécessaire d'appliquer une contraception stricte un mois avant et trois mois après le vaccin. Il serait logique de s'assurer que le personnel infirmier, les sages-femmes et les médecins en contact quotidien avec les femmes enceintes soient immunisés contre la rubéole. Or, les médecins semblent ne pas être si persuadés que le vaccin leur soit indispensable : dans une récente étude américaine, on a signalé que 90 % des gynécologues avaient refusé de subir eux-mêmes cette vaccination ! Le même refus massif du corps médical de se faire revacciner contre la variole a été observé, cette vaccination ayant été proposée à la suite des peurs de bioterrorisme suscitées par les conflits du Moyen-Orient.

La varicelle

La varicelle est, tout comme la rubéole, une des maladies les plus bénignes de l'enfance, caractérisée par des petites vésicules sur la peau et les muqueuses, et en général un peu de fièvre. Chez l'adulte, elle est souvent plus désagréable, et ma crainte principale est la suivante : si une femme enceinte a la varicelle au moment de l'accouchement, c'est un drame, car l'enfant risque d'être infecté lors de son passage dans le vagin. Il faut, dans tous les cas, pratiquer une césarienne puis éloigner l'enfant de la mère pendant 2 à 3 semaines. Or, le vaccin ne réussira jamais à éradiquer le virus de la surface du globe et on risque, à moyen ou à long terme, d'avoir davantage de varicelles chez des femmes qui vont accoucher.

> Le processus est exactement le même qu'avec la rougeole : une maladie reconnue généralement comme bénigne devient réellement grave quelques années ou décennies plus tard, à cause du déplacement de l'âge où elle se manifeste.

Le virus de la varicelle est le même que celui du zona, dont la fréquence augmente déjà dans les populations vaccinées contre la varicelle. À nouveau : vaccination n'est pas synonyme d'immunisation. On sait aussi que le vaccin contre la varicelle chez une personne ayant déjà eu la maladie a provoqué de graves zonas. Aucun souci à se faire, nous dit-on : le vaccin contre le zona sera bientôt sur le marché !

Le vaccin varicelle existait déjà dans les années 1960, destiné aux rares enfants en déficit immunitaire, chez qui la maladie peut être grave. Il s'est généralisé par la suite (le prétexte étant l'absentéisme des mères devant garder l'enfant contagieux à la maison). Ce vaccin est déjà obligatoire dans certains États en Amérique du Nord et risque fort d'être ajouté au ROR chez nous, comme il l'est déjà au Québec.

Les derniers venus

Je vais parler en détail du papillomavirus et évoquer également le vaccin contre la grippe (et grippe A !), ces deux vacccins m'ayant beaucoup fait travailler ces derniers mois. Ce sont deux sujets-clés dans le paysage actuel des vaccinations.

Le papillomavirus

C'est le vaccin dit « contre le cancer du col de l'utérus », souvent appelé vaccin HPV (human papillomavirus). Il existe chez l'être humain plus de cent types de papillomavirus, certains étant responsables des verrues banales ou plantaires. La thèse officielle est que certains types de papillomavirus infectent la muqueuse du col utérin lors des rapports sexuels. C'est la théorie pasteurienne du microbe à la base des maladies, théorie contestée par d'autres scientifiques comme Béchamp et Tissot, qui pensent que ce sont les tissus malades qui font apparaître les virus. Mais restons dans la thèse officielle.

Dans nos pays, 90 % des infections du col utérin par ces virus sont facilement éliminées par la défense immunitaire – ce n'est donc que dans un cas sur dix que se développe une dysplasie au niveau du col, où l'on retrouve la présence du virus. Si elles ne sont pas soignées ou ne guérissent pas spontanément, ces lésions peuvent se transformer en cancer. C'est un processus très lent : l'âge moyen de décès par ce cancer dans nos pays est de 70 ans. Pour citer la conclusion d'un rapport de l'Institut Curie : *« Le cancer infiltrant du col de l'utérus est une complication rare de l'infection par le papillomavirus*[51]*. »*

Les vaccins existants

Le Gardasil® et le Cervarix® sont les vaccins les plus chers et les plus controversés de l'histoire de la médecine. Leur emploi s'est généralisé aux États-Unis en 2006 et chez nous en 2008. Le Gardasil® contient les types 6, 11, 16 et 18 du virus, ainsi que différents adjuvants, dont 250 microgrammes d'aluminium par dose, et du borate de sodium, produit interdit que l'on trouve dans la mort aux rats. Le Cervarix® ne contient que les types 16 et 18 du virus, avec en prime 500 microgrammes d'aluminium par dose. La communauté scientifique est loin de chanter en chœur les louanges de ces vaccins. De très grands noms de la médecine les condamnent sévèrement, dont le Dr Abby Lippman (*Journal of the American Medical Association* du 28 août 2007) et le Dr Ralph W. Moss, cancérologue texan. Les doutes sur ce vaccin sont très bien étudiés dans l'article de Charlotte J. Haug, paru dans le *New England Journal of Medicine*[52] sous le titre : « Vaccin contre le papillomavirus humain, pourquoi être prudent ? »

Dans les paragraphes qui suivent, les citations de ce prestigieux journal apparaissent en *italiques* et j'ai ajouté mes propres commentaires (indiqués ici en romain[53]).

« On ne connaîtra pas les résultats de la vaccination avant plusieurs décennies. [...] Les études ont montré que le vaccin réduisait le nombre des lésions cervicales, mais on ne sait pas s'il préviendra les cancers et les décès. »

En effet, le recul des études n'est que de six ans pour les plus anciennes.

« Quelle sera la durée de la protection ? »

Les médecins « espèrent » une protection de cinq ou dix ans. On peut donc se demander combien il faudra de rappels dans une vie de femme, et s'il est bien logique de vacciner de très jeunes filles (certaines le sont dès l'âge de 9 ans !).

« Comment le vaccin affectera-t-il l'immunité naturelle et avec quelles conséquences ? »

Ceci me paraît une question de première importance si l'on prend le modèle des maladies d'enfance. Il est légitime de craindre qu'une vaccination massive des jeunes filles contre ce virus les empêche de créer spontanément leurs propres anticorps, ce qui leur permettrait d'être protégées pour la vie.

« Chez les jeunes filles préadolescentes, les études n'ont porté que sur le taux des anticorps sériques. Les études cliniques ont été faites sur des femmes de 16 à 24 ans. »

C'est vrai, on ne sait pas si ces deux groupes d'âge réagissent de la même manière. De plus, ce ne sont pas les anticorps sériques (IgG) qui sont efficaces, mais ceux qui sont portés par les IgA cellulaires de la muqueuse. C'est l'immunité locale qui protège la femme, et c'est une des raisons pour lesquelles on ne vaccine pas (pas encore ?) les garçons.

« Quelles seront les conséquences de la vaccination sur la surveillance par frottis du col ? »

Ce sont les frottis annuels qui ont permis la forte diminution de la fréquence des cancers du col dans tous les pays du Nord depuis plusieurs décennies. Les supprimer serait dangereux car un cancer du col sur trois n'est pas concerné par la vaccination, étant dû à d'autres sous-types que les 16 et 18. Tous les auteurs s'accordent à dire que dans nos pays, ce cancer touche les femmes pauvres ou en situation de précarité et d'exclusion (prostituées, détenues, femmes des zones rurales pauvres...) qui n'ont pas accès au dépistage annuel.

« Quelles seront les conséquences de la vaccination chez les femmes déjà porteuses du virus ? »

Les gynécologues pensent et disent qu'il n'y a « aucun problème », mais nous savons d'expérience (par exemple avec le vaccin contre la varicelle) qu'il n'est pas anodin d'introduire le même germe sous forme de vaccin chez une personne déjà porteuse ou immunisée naturellement. Des verrues très gênantes ont été décrites après le vaccin HPV chez une femme déjà infectée.

« Si les infections par les types 16 et 18 diminuent, risque-t-on de voir d'autres types proliférer ? Plusieurs études montrent déjà la présence d'autres types que 16 et 18 dans les dysplasies du col. Si cela se confirme, les conséquences sont graves. »

Cette question est des plus importantes. C'est le phénomène de la niche vacante, qui est bien connu pour d'autres vaccins contre un ou plusieurs types de méningocoques ou de pneumocoques. Si le nombre d'infections dues au type contenu dans le vaccin diminue, d'autres types du germe prennent sa place.

Dans le cas du cancer du col, le pire scénario serait que les autres types cancérigènes du papillomavirus qui proliféreraient soient plus méchants que 16 et 18. Oui, les conséquences seraient alors très graves.

« La vaccination s'est généralisée depuis 2006 sans que le rapport coût/bénéfice ait été clairement calculé. »

Les auteurs qui donnent ce rapport coût/bénéfice comme positif postulent :

- qu'il n'y aura pas besoin de rappel du vaccin ;
- que le vaccin a le même effet chez les préadolescentes que chez les femmes plus âgées ;
- qu'il n'y aura pas de mutation des types cancérigènes ;
- que les femmes vaccinées continueront à se présenter régulièrement pour effectuer des frottis du col ;
- que l'immunité naturelle ne sera pas affectée.

« Dans l'état de nos connaissances, il est certes prématuré de mener des campagnes de vaccination à large échelle. »

Je ne peux qu'approuver cette affirmation.

Les effets secondaires du vaccin

Au cours des essais cliniques, les femmes suivies pendant quatre ans ont eu trois fois plus de problèmes médicaux sévères que les témoins non vaccinés. Sur les sites officiels comme le VAERS[54] aux États-Unis, les effets secondaires signalés sont très nombreux (neurologiques, cardiovasculaires, rhumatismaux etc.), bien supérieurs en nombre à ceux signalés pour d'autres vaccins, par exemple celui de la méningite (administré au même type de population adolescente ou préadolescente). Mi-janvier 2010, 57 décès sont signalés sur ce site à la suite du vaccin HPV. De plus, la FDA et le CDC[55], qui gèrent le VAERS reconnaissent officiellement que ces déclarations ne représentent que 1 à 10 % de la réalité, mais nient en général le rapport cause à effet entre le vaccin et le problème décrit, en particulier pour les décès.

Judicial Watch[56] a étudié les cas du VAERS. Ils insistent sur le fait qu'il faudrait faire un test sérologique avant de vacciner et trouvent une majorité de problèmes liés à la coagulation sanguine. Ceci est confirmé par l'augmentation sanguine des D-dimères, facteur qui signe une activation de la coagulation. Sur plusieurs blogs[57], de nombreuses jeunes filles se plaignent de troubles des règles et de douleurs abdominales après la vaccination.

Les facteurs de risques connus pour ce cancer sont le tabagisme, la précocité des relations sexuelles, les contraceptifs oraux, les partenaires multiples, les infections gynécologiques multiples, les grossesses multiples et tous les facteurs liés à la pauvreté et au manque d'hygiène, facteurs de diminution de l'immunité naturelle. C'est donc un excellent exemple de l'origine plurielle d'un phénomène[58]. **Tout cancer est multifactoriel.** Les cancers sont de plus en plus fréquents dans notre monde pollué et stressé. Des causes émotionnelles comme un deuil ou une séparation précèdent le début de la maladie dans un nombre de cas statistiquement significatif. La « malbouffe industrielle » joue aussi son rôle, ainsi que l'hérédité, l'utilisation des téléphones portables et la proximité de leurs antennes ou tout autre facteur qui fait baisser notre immunité[59].

Comme le dit Étienne de Harven : *« La médecine d'aujourd'hui se focalise sur l'origine virale de nombreuses maladies, négligeant trop souvent les facteurs toxiques ou nutritionnels tout aussi essentiels.* » Lors d'une soirée-débat organisée dans un collège proche de Genève, nous étions trois médecins invités à parler à une soixantaine de parents d'élèves. Une fois n'est pas coutume, nous étions sur le podium deux femmes homéopathes et une gynécologue allopathe et oncologue. L'allopathe disait : *« Lorsque nous recevons une patiente porteuse d'une dysplasie du col type 1, nous lui disons simplement : "Revenez dans six mois pour un contrôle."* » Une personne de l'auditoire lui demanda alors : *« Vous ne lui parlez pas de la possibilité d'arrêter de fumer ? » « Oh, non, ce n'est pas notre rôle »,* répondit la gynécologue… *« et puis je n'aime pas culpabiliser les gens… »*

Je n'ai pas pu m'empêcher, à ce moment-là, de sauter sur le micro pour faire observer la nuance entre **responsabiliser** et **culpabiliser**. Mon amie naturopathe prit alors la parole : *« Nous disons d'abord à la femme que plus de la moitié de ces dysplasies de type 1 disparaissent spontanément. Nous donnons un traitement local à base d'huiles essentielles, qui nous a montré de bons résultats, et faisons une bonne discussion générale (alimentation, style de vie, cigarettes, choix de contraception).* » La différence entre les deux approches thérapeutiques ne pouvait être plus claire que ce soir-là. C'est pour moi un excellent souvenir.

PAPILLOMARIVUS

Il existe plus de doutes que de certitudes sur les vaccins proposés, la seule certitude étant leur prix exorbitant.

La grippe et la grippe A

Même si l'on commence maintenant à vacciner les bébés « pour protéger les vieillards », le vaccin contre la grippe saisonnière a toujours été destiné en priorité aux personnes âgées. En revanche, lors de la menace de pandémie grippale en 2009, les bébés, les enfants et les femmes enceintes ont figuré parmi les personnes à risque. Au début de l'année 2009, les médias parlaient en première page d'une pandémie nous menaçant sévèrement. D'abord « grippe mexicaine », puis « grippe porcine », on ne l'appela bientôt plus que grippe A H1N1, pour ne vexer ni ne viser personne (ni les Mexicains, ni les vendeurs de viande de porc...). En parallèle, une multitude de documents, de messages et d'opinions divers ont déferlé sur Internet. J'ai tenté un regard critique et parfois amusé sur ces discours très divers :

- le discours **officiel**, relayé par les médias, était clair : cette grippe va être très grave et se faire vacciner est urgent, pour se protéger et protéger les groupes à risques, par solidarité et sens du civisme ;
- le discours **juridique** : face aux menaces d'obligation vaccinale qui mijotaient en début de campagne fut soulevée la question fondamentale des libertés individuelles, en évoquant souvent le Code de Nuremberg[60] ;
- le discours **humoristique** : la chanson « Tamiflu », les dessins de René Bickel et les sketches de Stéphane Guillon nous ont fait rire ou sourire ;
- le discours du **bon sens** : puisque cette grippe est si bénigne et le vaccin si controversé, pourquoi ne pas se dépêcher de faire la maladie et d'être ainsi protégé

pour la vie ? L'organisation de « grippe-parties » (pour adultes, avec des slows serrés !) analogues aux rougeole-parties que réclament bien des mamans a provoqué l'indignation des autorités sanitaires ;

- le discours **holistique doux** souvent plus philosophique. Ces messages rassurants quant à la gravité de cette grippe proposent des traitements naturels, complémentaires, et surtout respectueux des symptômes de la maladie. En prévention ou en traitement sont cités par exemple le chlorure de magnésium, la vitamine C, l'argent colloïdal, la teinture mère d'Echinacea ainsi que l'homéopathie. Les Américains insistent beaucoup sur la vitamine D dans la prévention et le traitement de la grippe. Le contenu philosophique peut se résumer ainsi : « La maladie est une lettre qu'on reçoit, mais peu de gens en ouvrent l'enveloppe[61]. » On peut élargir la question : « Une pandémie est une lettre que reçoit une collectivité, qu'allons-nous apprendre à travers elle ? »

GRIPPE

En 2006, un rapport international[62] a conclu qu'il n'existait aucune preuve que la vaccination des enfants entre 6 et 23 mois contre la grippe était d'une quelconque efficacité.

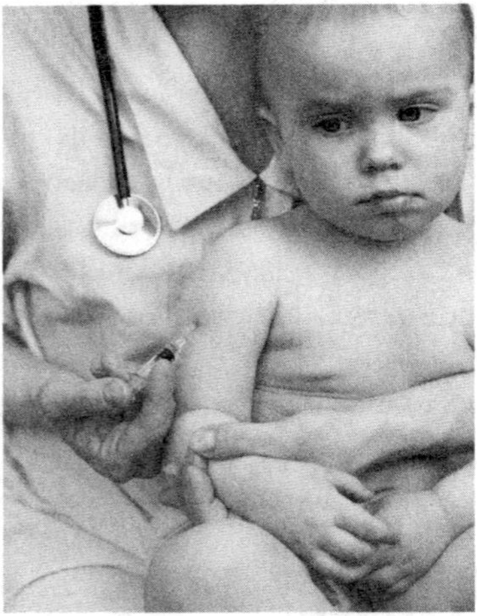

3. Questions/réponses

Je propose, dans cette dernière partie, d'aborder quelques-unes des questions que se posent souvent les parents soucieux d'en savoir plus sur la vaccination et sur les atouts de l'homéopathie dans ce domaine.

Quelle est l'attitude du praticien homéopathe vis-à-vis du vaccin ?

On me demande parfois : « *Est-ce que vaccinations et homéopathie ne sont pas semblables ? Dans les deux cas, on utilise la substance qui rend malade.* » C'est apparemment vrai, mais il existe une différence fondamentale. Le vaccin est fait à partir d'un virus ou d'une bactérie, ou encore d'une partie de celle-ci (l'enveloppe par exemple). L'idée que la rencontre de ce vaccin et de l'organisme humain (ou animal) va provoquer une montée d'anticorps spécifiques est logique et peut paraître géniale. Cela marche, du reste, si l'on ne mesure après la vaccination que l'immunité humorale (les anticorps circulant dans le sang). L'immunité globale est cependant bien plus complexe. Et malheureusement, les inconvénients des vaccins sont fort nombreux.

Dans le cas de l'homéopathie, la base du remède est bien semblable à l'agent de la maladie ou à ses symptômes, mais le granule est imprégné d'une **substance diluée et dynamisée dont l'énergie guérit.** Ce discours peut paraître farfelu et non scientifique. Ceux qui ont besoin de preuves peuvent se référer aux travaux de Jacques Benveniste[63].

L'attitude des thérapeutes utilisant l'homéopathie varie beaucoup dans le domaine des vaccinations. Certains les refusent en bloc, d'autres sont impressionnés par les lois d'obligations vaccinales, d'autres encore restent dans la crainte de maladies comme la polio et le tétanos. Après une carrière de praticienne et beaucoup de lectures, mon avis est clair : aucun vaccin donné aux bébés n'a prouvé son utilité.

Au XIXe siècle, le fondateur de l'homéopathie, Samuel Hahnemann, donnait déjà l'indication de remèdes (*Thuya* surtout) en cas de problèmes suivant le vaccin contre la variole. Nous pouvons y voir la preuve que les accidents vaccinaux sont nés dès l'époque des premiers vaccins. Certains confrères utilisent encore ces remèdes du type *Thuya* ou *Ledum*, ou bien les **drainages isopathiques,** remèdes faits à partir du vaccin lui-même, dilué et dynamisé. Le Dr François Choffat en parle en détail dans son livre qui vient d'être réédité[64]. Jean Elmiger et le Dr Tinus Smits sont eux aussi tous deux enthousiastes sur leur expérience avec ces drainages.

J'ai aussi eu, au cours de ma pratique, une bonne expérience dans plusieurs cas et raconte souvent l'histoire suivante : le lendemain d'un jour où j'avais parlé vaccins et homéopathie à la télévision, je reçus plusieurs coups de téléphone, dont celui d'une maman : « *Depuis son vaccin rougeole, mon enfant a perdu toute sa joie de vivre. Pouvez-vous faire quelque chose ?* » – « *Je ne peux rien vous promettre, Madame, mais on va essayer »*, fut ma réponse. Une place s'étant libérée dans mon emploi du temps, je vois arriver le jour même un enfant de quinze mois, absolument amorphe dans les bras de sa mère, laquelle me raconte que c'est depuis le lendemain du vaccin que son enfant, auparavant très actif et joyeux, avait perdu toute son énergie. Pendant la consultation, l'enfant reste lové sur les genoux de sa mère. Nous décidons de donner chaque semaine une des quatre doses habituelles du drainage isopathique du vaccin (30K, 200K, MK, XMK, en dilutions korsakoviennes, donc). Un mois après, je vois entrer dans mon cabinet un petit bonhomme très décidé qui court tout droit vers la corbeille à jouets. Sa maman raconte : « C'était magique. Après chacune des quatre prises j'ai vu un changement progressif. Maintenant, il est comme avant ! »

Il faut être prudent en parlant de « **vaccins homéopathiques** » et utiliser plutôt le terme « homéoprophylaxie en cas d'épidémie ». Un site australien[65] nous donne plusieurs exemples de l'utilisation, soit de remèdes semblables aux symptômes, comme l'avait déjà fait Hahnemann en 1801, en prévention, lors d'une épidémie de scarlatine *(Belladone)*, soit du nosode correspondant. Les homéopathes relatent des résultats spectaculaires de l'homéoprophylaxie par les nosodes lors d'épidémies de méningites et d'autres maladies infectieuses. Un exemple récent est celui d'une épidémie de leptospirose à Cuba, enrayée par la distribution de nosodes à deux millions de personne, ce qui a coûté quinze fois moins cher que si l'on avait utilisé le vaccin officiel.

Vaccination et allaitement maternel ne sont-ils pas contradictoires ?

Nous avons déjà vu, en filigrane des études sur la bonne santé des enfants non vaccinés, que l'allaitement maternel est un des facteurs majeurs de protection de l'enfant contre les infections. Souvenons-nous du procès Nestlé[66] (en 1975), au cours duquel fut largement évoquée la brochure anglaise *Baby Killers*[67]. Nestlé avait à l'époque gagné son procès, sur la forme mais non sur le fond, car trop d'experts étaient venus témoigner des dégâts causés par la propagande pour le biberon dans les pays pauvres.

L'immunité que reçoit l'enfant par le lait maternel s'ajoute à celle qu'il a reçue avant la naissance par les anticorps de sa mère. C'est d'autant plus important actuellement, alors que la majorité des jeunes femmes dans nos pays n'ont **pas pu créer d'anticorps naturels** (à cause des vaccins reçus), ce qui diminue le stock d'anticorps reçus par le bébé dans l'utérus.

Lorsque j'étais à l'hôpital au début des années 1970, nous vaccinions contre la polio avec le Sabin (les gouttes par la bouche). La consigne était de ne pas vacciner les enfants nourris au sein parce que les anticorps maternels bloquaient l'action du vaccin.

Personne, actuellement, ne se soucie de ce fait ; les recommandations de l'OMS à propos de l'allaitement au sein et des vaccinations généralisées et précoces sont donc en absolue contradiction.

Comment prévenir les complications vaccinales ?

> Le Dr François Choffat *(op. cit.)* donne sept règles : *personnaliser chaque acte vaccinal ; éviter les risques inutiles ; différer la vaccination en cas de maladie ; ne pas renouveler un vaccin qui a donné des réactions générales*[68] *; éviter de vacciner les nourrissons ; ne pas abuser des vaccins combinés ; faire prendre le matin de la vaccination le nosode homéopathique correspondant au vaccin (en 30K ou en 7ch).*

J'y ajouterai une idée que nous avons discutée dans le Forum Européen de Vigilance Vaccinale : « **bourrer l'enfant d'antioxydants** », par exemple tout simplement des jus frais de légumes (alternative bienvenue au bonbon bourré de colorants traditionnellement distribué par les pédiatres après la piqûre). En effet, l'introduction de substances étrangères dans l'organisme par la vaccination peut être un des facteurs du **stress oxydatif** à l'origine de problèmes au niveau du corps physique.

Je conseille également fortement de ne pas vacciner un enfant en état de **stress émotionnel** (par exemple en plein deuil de son animal favori). On sait que le stress est un facteur important de baisse d'immunité.

Il est possible, aussi, d'appliquer un cataplasme d'argile sur le point d'injection.

Et enfin, une notion nouvelle pour moi, venant des États-Unis où des millions de jeunes filles reçoivent le vaccin contre le virus du papillome : ne pas vacciner en

phase prémenstruelle, moment où beaucoup de jeunes filles sont en état de moindre résistance.

Pourquoi les vaccinations peuvent-elles être dangereuses[69] ?

Problèmes liés au receveur du vaccin et à ses réactions immunitaires

Chaque être humain (sauf les vrais jumeaux) est un exemplaire unique sur le plan de ses facultés immunitaires. Le calendrier vaccinal ne tient aucun compte des variations individuelles dans la maturation de l'immunité. Le praticien ne sait pas quel risque il fait courir à l'enfant qu'il vaccine sans savoir s'il est un des 1 500 enfants qui naissent chaque année, en France, avec un déficit immunitaire au niveau des cellules de défense, ni s'il est porteur d'un type HLA[70] le rendant incapable de recevoir sans danger certains vaccins.

Les maladies auto-immunes

Certains antigènes vaccinaux peuvent « mimer » des molécules portées par les cellules normales du corps. Nous fabriquons alors des anticorps contre nos propres cellules, ce qui entraîne la destruction de certains tissus. Les exemples les plus connus sont au niveau du système nerveux et de la thyroïde, mais beaucoup d'autres organes du corps peuvent aussi être lésés. C'est ainsi que l'on explique certains effets secondaires graves des vaccins, par exemple les scléroses en plaques suivant le vaccin de l'hépatite B.

François Choffat[71] explique très clairement la complexité de notre système immunitaire et ses différents modes de fonctionnement : « Le système immunitaire, c'est un ensemble de cellules – des globules blancs en particulier –, d'organes – comme la rate, les ganglions lymphatiques ou le thymus –, de substances qui circulent dans le sang et de gènes placés dans les chromosomes de chacune de nos cellules. Cette somme de fonctions d'une complexité inimaginable, c'est la mémoire de notre normalité et de notre intégrité. Cela implique une immense banque d'informations, qui s'enrichit constamment. Ce stock d'informations permet au système immunitaire de reconnaître ce qui appartient à l'organisme qu'il défend, "le Soi" comme disent les immunologistes, et de le tolérer, par opposition aux constituants étrangers du "non-Soi" qu'il doit rejeter. S'il rejette par erreur des substances étrangères communes et non dangereuses, c'est l'allergie. S'il rejette des substances du Soi, c'est l'autodestruction, responsable des maladies auto-immunes. S'il tolère des produits du Non-soi, c'est l'invasion, infections chroniques, cancer, sida. [...] Dès la naissance, les compétences immunitaires sont différentes pour chaque être humain. La pratique des vaccinations généralisées va à l'encontre des connaissances élémentaires de l'immunité et de l'hérédité. [...] De plus, si chaque personne réagit différemment à chaque vaccin, en fonction de ses prédispositions héréditaires, on ne peut s'étonner que les vaccinations puissent rater leur cible et que le système immunitaire enregistre des informations imprévues. Dans ce cas, le vaccin, au lieu de renforcer la santé, favorise la maladie. »

Problèmes liés à la bactérie ou au virus vaccinal

Plusieurs sont historiques, par exemple lorsque du temps de Pasteur, le virus de la rage était insuffisamment atténué. De même, en 1930, lorsque 72 nouveaux-nés sur 252 sont morts après avoir reçu un BCG également insuffisamment atténué. À la même époque, des accidents semblables se sont produits avec le vaccin de la polio. Dans les années 1950, Sabin et Salk se reprochaient mutuellement les épidémies de polio se produisant à la suite des campagnes vaccinales. Si elles étaient plus fréquentes après le vaccin vivant administré par la bouche (Sabin), le vaccin tué (Salk) ne fut pas mis hors de cause, en particulier en 1955 aux États-Unis, où 260 cas de polio se déclarèrent sur 400 000 personnes vaccinées. Une preuve de plus qu'une campagne de vaccination peut être à l'origine d'une épidémie : 94 cas se trouvaient parmi les vaccinés, mais 126 étaient des contacts familiaux et 40 des contacts communautaires.

La bataille contre la poliomyélite n'est pas du tout gagnée dans le tiers-monde. Le type 2 du virus polio à l'état sauvage avait disparu au niveau mondial depuis 1999[72]. C'est donc le virus vaccinal qui est à l'origine de l'épidémie due à ce type en 2008 au Nigeria. L'OMS prépare un vaccin qui ne contiendrait plus que les types 1 et 3.

Pour tous les vaccins à base de virus, on craint surtout les mutations et les recombinaisons de virus, pouvant créer de nouveaux virus potentiellement plus dangereux.

Problèmes dus aux additifs, conservateurs, adjuvants et contaminations

Le mercure est surtout mis en cause dans l'autisme et les autres troubles du comportement de l'enfant, l'aluminium dans divers troubles neurologiques, la maladie d'Alzheimer et la myofasciite à macrophages. La toxicité de ces métaux est encore niée par la majorité des autorités médicales. On trouve aussi dans les vaccins des antibiotiques, du formaldéhyde, du borate de sodium, du squalène, etc, chacun avec son lot de complications.

Certains de ces produits sont utilisés pour éviter que le produit injecté ne soit contaminé : les précautions d'hygiène qui pourraient les éviter lors de la fabrication rendraient les vaccins trop coûteux à produire. C'est aussi un critère financier qui contraint les fabricants à ajouter les produits poussant à la formation des anticorps. Il serait trop onéreux de produire un vaccin contenant seulement la partie spécifique immunisant contre le germe en question. Rappelons-nous l'étonnement et la colère du peuple allemand voyant ses dirigeants recevoir en 2009 un vaccin contre la grippe A H1N1 sans adjuvants, différent, donc, de celui offert au « petit peuple ».

Les contaminations sont multiples, les plus graves consistant en des virus étrangers ou des molécules cancérigènes.

Que penser de l'information officielle en matière de vaccins ?

L'information est souvent filtrée, censurée. Nous en avons parlé à propos du Dr Marcel Ferru et du BCG. En voici un des exemples les plus « énormes » : 400 000 soldats américains envoyés en Asie avaient reçu en 1942 un vaccin contre la fièvre jaune. 50 000 d'entre eux durent être hospitalisés et on compta 81 décès ; ce lot de vaccins avait été contaminé par le virus de l'hépatite B. Ce n'est qu'en 1987 qu'un journal médical parla de l'affaire… quarante-cinq ans après !

L'information est aux mains des laboratoires qui ne communiquent que ce qui les arrange, maquillant parfois les statistiques. Les documents distribués aux médecins et aux enseignants sont plus une louange des vaccins qu'une information objective. Les risques majeurs n'y sont souvent pas cités.

> Dans les années 1990, j'ai été appelée à témoigner à Paris lors du procès intenté par l'Éducation nationale à une jeune enseignante ayant donné dans sa classe une information différente de la propagande officielle, à l'occasion d'une campagne de vaccination dans l'école. J'ai encore l'image de l'inspecteur d'académie qui tenait lieu de juge, entouré d'un parterre de messieurs cravatés qui avaient l'air de s'ennuyer à mourir et n'avaient pas le moindre intérêt pour le fond du débat. Mon amie fut exclue ce jour-là de l'Éducation nationale.

L'industrie pharmaceutique fournit au corps enseignant un matériel « d'éducation de santé » où l'on peut lire : *« Les enfants redoutent généralement les vaccins ; il est bon de leur rappeler que ceux-ci sont indispensables pour rester en bonne santé. »*

Les journalistes se basent en général sur les informations officielles. Il a fallu un scandale comme celui de la grippe A H1N1 pour changer quelque peu leur discours. La télévision joue un grand rôle. Cancer du col de l'utérus, grippe A, les exemples ne manquent pas. Aux États-Unis, lorsqu'un nouveau diagnostic psychiatrique est lancé sur le marché accompagné du remède miracle correspondant, les troubles en sont soigneusement décrits sur les petits écrans. Les trois quarts des personnes rapportant ces symptômes à leur médecin en ressortent avec une ordonnance pour le médicament en question.

Une étude faite en Suisse romande au sujet de la manière dont les familles acceptent les vaccinations a montré que c'est dans les familles les plus aisées et d'un niveau d'éducation supérieur que les vaccinations sont le moins bien acceptées[73]. Vous penserez sans doute que cette catégorie de population a davantage de chances de s'informer et d'avoir accès à d'autres données que les thèses officielles. Eh bien non ! Voici les conclusions de l'étude : *« C'est dans ces milieux-là qu'il nous faudra pousser l'information. »*

Des amis belges viennent de me signaler des dessins animés destinés à montrer aux bambins que les vaccins ne font pas mal et sont indispensables à la santé, ou que les méningocoques sont des monstres à abattre… par le vaccin !

« Les enfants représentent une clientèle idéale, surtout dans les pays bien médicalisés et bien scolarisés. Avec un marketing limité aux médecins, aux autorités sanitaires, politiques et scolaires, on influence l'ensemble de la population d'un pays. En France, c'est le ministère de l'Éducation nationale qui a payé les premiers millions de doses de vaccin contre l'hépatite B. La population infantile représente, ce qu'on appelle joliment, en jargon économique, un « marché captif ». Ce qui signifie qu'il s'agit d'une catégorie de population qu'on peut entièrement transformer en clientèle. Quand ce marché est saturé, il suffit de proposer un nouveau produit pour maintenir une consommation croissante. De ce point de vue la population scolaire est la plus rentable à cause de l'effet de groupe et de la facilité des contrôles. Celle des bébés est plus chère à conquérir, car il manque l'effet de groupe, mais on y arrive aussi par la promotion de la pensée unique chez les pédiatres. » (Dr François Choffat, *op. cit.*)

Qu'est-ce que le Forum Européen de Vigilance Vaccinale ?

Né de la rencontre en 1998 de membres d'ALIS (Association Liberté Information Santé[74]) avec des médecins espagnols, ce groupe s'est réuni, depuis lors, chaque année pour préparer un rapport demandant la liberté en matière de vaccinations. Ce rapport a été remis en septembre 2005 au Parlement européen, accompagné d'un document faisant état de 1 500 nouveaux cas de complications post-vaccinales observés par les membres du groupe. Nous n'avons encore reçu aucune réponse du Parlement européen, mais nous continuons à nous réunir pour échanger et nous sentir solidaires. Nous venons de France, d'Espagne, des Pays-Bas, de Grande-Bretagne, d'Italie, d'Allemagne, du Luxembourg, de Suisse, de Belgique, de Finlande et de Slovénie.

Quelles sont les obligations vaccinales dans les pays francophones[75] ?

Je remercie ici Françoise en France, Sophie en Belgique et Céline au Québec qui m'ont envoyé leur précieuse contribution.

France

Nous saluons ici une victoire attendue depuis près de soixante ans : l'obligation du BCG a été suspendue en France en 2007 pour les scolaires, le vaccin demeurant obligatoire pour les professionnels de la santé.

Quant aux vaccins Di Te Polio, ils étaient cités jusqu'en 2008 comme obligatoires pour les bébés dans le carnet de santé et sur les tableaux officiels (www.invs.sante.fr/beh). Et voici que le n° 16-17 de ce *BEH (Bulletin épidémiologique hebdomadaire)* du 20 avril 2009 ne les cite que comme recommandés ! Notons que sur les mêmes tableaux, on trouve encore des vaccins obligatoires pour les professionnels.

En parallèle, dans les carnets de santé, tous les vaccins de l'enfance sont maintenant notés comme « recommandés », ce qui pourrait du reste laisser croire à certains parents qu'ils sont tous obligatoires. Or, le vaccin DTP sans les trois autres valences (Coqueluche, Hemophilus influenzae et Hépatite B) n'est plus commercialisé en France. Il a été suspendu le 12 juin 2008 avec l'argument qu'il avait créé des allergies. D'autres voix ont murmuré qu'il n'était plus rentable (on suggère la même chose au sujet du BCG).

Les autorités espèrent probablement que tous les enfants soient vaccinés avec le produit combiné, beaucoup plus onéreux. Dans ce cas, aucune compensation de séquelles éventuelles du vaccin ne pourra plus jamais être accordée, car les juges ne pourront pas savoir quel composant du vaccin en est responsable. Est-ce vraiment à ce jeu machiavélique que jouent les autorités sanitaires françaises en supprimant le vaccin trivalent ? Nous espérons que non, mais le fait que le vaccin composé des trois valences obligatoires n'existe plus pourrait nous le suggérer.

> Des parents mal renseignés (il y en a hélas beaucoup) pourront ainsi ignorer que leur enfant a déjà été vacciné contre l'hépatite B ; des praticiens inattentifs pourront même le revacciner contre l'hépatite B, voyant vide l'espace destiné à ce vaccin dans le carnet de santé, alors que l'enfant a déjà reçu le vaccin hépatite B contenu dans un vaccin multiple type INFANRIX hexa®.

Les autorités françaises ont proposé de vacciner les enfants de plus de 6 ans avec le REVAXIS (Di Te Polio), pour lequel une autorisation exceptionnelle a été accordée (ce vaccin n'est recommandé par le fabricant que pour les adultes en injection de rappel). Certains pédiatres l'utilisent pour les petits, sous la pression de la loi d'obligation, mais la protection contre la diphtérie est alors officiellement insuffisante, car cette valence est dix fois moins dosée dans les vaccins pour les adultes. Je préfère de loin la solution proposée par les groupes de réflexion sur les vaccinations[76] : demander au praticien un certificat assurant que l'enfant sera vacciné dès que le vaccin simple sans aluminium sera de nouveau dans le commerce.

Le vaccin ROR ne peut être exigé pour l'entrée en crèche, le site officiel de la République française (www.service-public.fr) nous le confirme : *« La vaccination ROR (rougeole, oreillons, rubéole) n'est pas obligatoire mais fortement recommandée pour les enfants des deux sexes âgés de moins de 2 ans vivant en collectivité. »*

Suisse

Il n'existe en Suisse alémanique aucune obligation, probablement à cause de l'influence des pays nordiques.

- À **Genève**, le vaccin diphtérie est encore obligatoire, mais la loi est appliquée de façon laxiste : lorsque l'enfant a 2 ans, les parents reçoivent par la poste une circulaire du service du médecin cantonal demandant d'envoyer le carnet de vaccination où doit figurer le vaccin contre la diphtérie. Après trois rappels sans réponse des parents, le cas est classé « refus simple » par les autorités. Les parents peuvent dès lors répondre : « Nous avons une dispense du médecin cantonal ! » Certaines crèches exigent malheureusement des vaccins.

- Au **Tessin** et à **Neuchâtel**, la loi n'est pas non plus appliquée de façon sévère ; à **Fribourg**, aucun vaccin n'est obligatoire depuis 2007.
- Dans le canton de **Vaud**, l'obligation de la vaccination contre la diphtérie a été annulée dans les années 1990, mais les pressions des écoles et des médecins pour continuer à vacciner sont réelles. Les vaccins contre le tétanos seul sont souvent absents des services d'urgence des hôpitaux, qui injectent presque systématiquement le vaccin Di Te lors d'un rappel Te à l'occasion d'une plaie. L'annulation du vaccin contre la diphtérie a eu lieu dans le cadre d'une opération « Orchidée », ensemble de mesures destinées à diminuer les dépenses du système médical. Il s'agissait ici des dépenses dues à la surveillance de l'application de la loi !

Belgique

Trois doses obligatoires de polio (vaccin inactivé renforcé, administré par injection) doivent être faites avant les 18 mois de l'enfant, ce qui donne lieu à un certificat à envoyer à l'administration communale. C'est le seul vaccin obligatoire, mais les pressions institutionnelles sont fortes pour vacciner plus largement.

- En **Belgique francophone**, l'Office de la naissance et de l'enfance exige huit vaccins pour l'entrée en crèche : polio, tétanos, diphtérie, coqueluche, Hib, ROR.
- Du côté **néerlandophone**, Kind & Gezin, l'organisme qui chapeaute les crèches, recommande ces vaccins pour l'entrée en crèche mais ne les exige pas.

Pour les enfants plus grands s'inscrivant à un stage scout ou d'équitation, on impose aux parents, par le biais de règlements illégaux mais intimidants, des rappels de vaccin antitétanique. Or, depuis 2003, il n'existe plus de vaccin monovalent contre le tétanos en Belgique. Seul le tedivax (tétanos + diphtérie) de GSK est disponible, ce qui maintient une couverture vaccinale pour la diphtérie. Le vaccin anti-méningocoque C est inclus dans le calendrier vaccinal belge. Il est difficile aux parents d'échapper à ces contraintes : des certificats de contre-indication peuvent être acceptés et de rares directeurs de crèches ferment les yeux. Lorsque des parents affrontent le système en acceptant de vacciner seulement si on leur donne par écrit des garanties que le vaccin n'entraînera aucun effet secondaire, ils ne reçoivent jamais de réponse. On leur laisse parfois la paix, de guerre lasse…

Québec

La vaccination au Québec est libre (sauf pour les professions médicales et paramédicales) et il n'existe aucun vaccin obligatoire pour entrer à l'école ou dans les garderies mais plus concrètement, la pression du milieu médical fait croire à la majorité des parents que les vaccins sont obligatoires. Les vaccins des enfants sont payés par l'État-providence, sauf celui contre le rotavirus.

Le calendrier vaccinal est proche de celui des autres pays francophones, avec quelques nuances : à 2 et 4 mois, le vaccin conjugué contre le pneumocoque est ajouté au vaccin de base, et entre 6 et 23 mois, le vaccin contre la grippe est offert, « en saison ». Le vaccin varicelle est combiné avec le ROR à 12 mois. Vers l'âge de 10 ans, le vaccin contre les hépatites A et B est proposé, ainsi que celui contre le papillomavirus pour les filles.

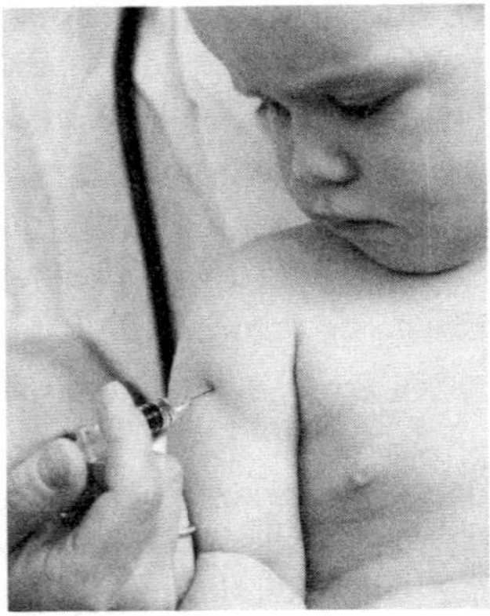

Le mot de la fin

Ce petit livre est un cadeau que je me fais. En effet, pouvoir condenser ainsi l'expérience de toute une vie de recherche sur un sujet aussi vaste que celui de la vaccination dans le cadre de la santé des enfants est une joie. J'espère que cet ouvrage ouvrira aux parents des pistes de réflexion et leur permettra de faire, pour leurs enfants, les bons choix, en toute connaissance de cause. Je remercie ici les parents qui m'ont fait confiance et continuent à me soutenir, les amies et amis des groupes de réflexion tout autour du monde, ainsi que les éditions Jouvence, toujours prêtes à publier des textes qui sortent des sentiers battus de la pensée unique.

Postface

En conclusion de ce livre très intéressant qui se lit comme un roman, j'ajouterais que, paradoxalement, c'est la maladresse des tenants de la vaccination tous azimuts qui a permis de faire éclater le scandale de la vaccination. La manipulation de l'information et la propagande, parfois mensongère, font maintenant douter du bien-fondé des campagnes de vaccination ; on vient de le constater avec la mise en place, successivement, des vaccinations contre l'hépatite B, les papillomavirus et la grippe A H1N1.

Une étude a révélé que la fréquence annuelle de contamination par le virus de l'hépatite B était vingt-cinq fois moindre que les chiffres annoncés par M. Douste-Blazy. Il faut aussi rappeler que cette infection guérit sans traitement et sans séquelles dans 90 à 95 % des cas.

Le vaccin contre les papillomavirus a été présenté comme une vaccination contre le cancer du col de l'utérus, ce qui est une inexactitude car ce vaccin n'est censé protéger que contre une infection du col de l'utérus, qui peut dans de très rares cas conduire au cancer. Les médias ont à nouveau semé la panique en présentant ce cancer comme la deuxième cause de décès par cancer chez la femme. En réalité, en France, le cancer du col est au huitième rang des cancers féminins. Il est douze fois moins fréquent que le cancer du sein.

Le conditionnement de la population par la peur a encore été utilisé pour la grippe A H1N1.

À côté de ces informations douteuses sur la dangerosité exagérée des maladies, les médias se font beaucoup plus discrets sur la réalité des risques des vaccinations correspondantes et sur leurs coûts. Pour l'hépatite B par exemple, des études ont montré que la vaccination coûte vingt fois plus cher que le traitement des hépatites évitées.

Michel Georget
Agrégé de biologie
Auteur de *Vaccinations, les vérités indésirables*
(Dangles, 2009).

Notes

1. *Vacciner nos enfants ?* Soleil, 1985. Il existe encore sous forme de livre… mais en espagnol seulement, sous le titre : *Hay que vacuñar a nuestras niñas ?* Liga por la Libertad de Vacunacion, 2008 (www.vacunacionlibre.org).
2. *Mon enfant a-t-il besoin d'un pédiatre ? Petit manuel des parents autonomes*, Ambre, 2006.
3. Le titre FMH (Fédération des Médecins Helvétiques) confirme que le médecin a travaillé quatre ans dans une clinique universitaire (dans mon cas, de pédiatrie) et écrit une thèse. Ce diplôme m'a été retiré en 1978 car je n'avais pas adhéré à la branche genevoise de cette fédération. Je me suis alors aperçue que ce titre n'était pas une reconnaissance de mes capacités de thérapeute d'enfants, mais qu'il était lié à mon appartenance à la corporation FMH (en France, ce serait l'Ordre des Médecins). Le médecin spécialiste FMH étant mieux rémunéré par les assurances maladies, j'ai tourné la difficulté en écrivant sur mes factures : FMH 1975, sans que jamais personne ne m'inquiète.
4. Voir à ce sujet l'excellent ouvrage de François Choffat, *Hold up sur la santé*, Jouvence, 2005.
5. http://www.medalerts.org/vaersdb/
6. François Choffat et moi-même ne sommes pas les seuls « Drs Doute » de Suisse francophone. Nous appartenons au Groupe médical de réflexion sur les vaccins, auteur de *Qui aime bien, vaccine peu !* Jouvence, 2009.
7. J'ai longtemps rêve d'écrire un livre sur les pollutions évitables… est-ce parce qu'elles sont si rares que cet ouvrage est resté à l'état de projet ?
8. Michel Georget, *Vaccinations, les vérités indésirables*, Dangles, 2009.
9. Cinéaste québécoise, réalisatrice du film « Silence, on vaccine ». DVD disponible chez Playfilm, à Paris (playfilm@playfilm.fr).
10. Il peut s'agir de familles « naturistes » au sens large du terme, ou en démarche de santé holistique. Il y a parfois une expérience d'accident vaccinal dans la famille. Il faut noter du reste que, même

sans accident, le troisième enfant d'une fratrie est souvent moins vacciné que le premier.

11. Des études ont montré que le même taux d'anticorps après trois vaccinations faites avant l'âge de six mois est atteint par deux injections si on commence après l'âge de six mois.

12. Innocuité signifie absence de danger. Les trois mots clés dans la réflexion sur les vaccinations sont efficacité, utilité, innocuité. Rappelons qu'un vaccin efficace n'est pas forcément utile.

13. Michel Odent est un chirurgien français devenu gynécologue accoucheur. Il avait créé le lieu de naissance convivial de l'hôpital de Pithiviers, près de Paris, où il travailla de 1962 à 1985. Après Frédérick Leboyer qui avait insisté sur l'accueil de l'enfant, Michel Odent s'est penché sur la possibilité qu'ont les femmes de retrouver leur instinct d'accoucher naturellement. Il vit actuellement à Londres, où il a fondé l'Institut de Santé Primale, dont l'objectif est d'étudier les conséquences à long terme des expériences précoces, dès la conception jusqu'au premier anniversaire. C'est un conférencier international qui a écrit une dizaine de livres publiés en vingt et une langues. Il est notamment l'auteur de *L'amour sanctifié* (Jouvence) et de *Fonctions des orgasmes* (Jouvence). www.birthworks.org/primalhealth.

14. *Journal of American Medical Association.*

15. "Allergic diseases and atopic sensitization in children related to farming and anthroposophic lifestyle – Persifal study", *Allergy*, 2006, 61 (4) : 414-421.

16. *Immunology Today*, 1998.

17. Étude parue en 2000 dans le journal de la Ligue espagnole pour la liberté des vaccinations (Apartado de Correos 100. 17080 Girona. info@vacunacionlibre.org).

18. L'autisme, grave trouble du comportement et de la communication, a été décrit dans les années 1940. Il y avait alors un cas sur 5 000 ou 10 000 enfants. Actuellement, on en compte officiellement un sur 166 enfants. Voir à ce sujet le livre de Sylvie Simon, *Autisme et vaccination*, Trédaniel, 2007. Il s'agit là de l'autisme dit « régressif », qui apparaît chez des enfants dont le développement était normal jusqu'alors. Nous revenons sur ce sujet dans le chapitre suivant.

19. Ce praticien est un élève du regretté Robert Mendelsohn, auteur de plusieurs ouvrages sur les désastres causés par la médecine aux États-Unis. J'avais traduit en 1985 son livre *How to raise a healthy child in spite of your doctor* sous le titre *Des enfants sains même sans médecin* (la traduction littérale du titre est : « Des enfants sains malgré votre médecin »), Éditions Soleil (épuisé).

20. Référence : *Natural Health Magazines*, vol. 5, nos 3, 4, 5 et 6 et vol. 6, n° 1, publiés par la Natural Health Society of Australia. Voir aussi : *A gift of love: the Hopewood story*, Jack Dunn Trop, Sydney, West Publishing Corporation, 1971.

21. www.ias.org.nz.

22. Les vaccins anti-fertilité sont étudiés par l'OMS, l'Institut indien d'immunologie et l'Université Rockefeller depuis une trentaine d'années, mais aucun d'entre eux, à ma connaissance, n'a été mis sur le marché en tant que tel. Cependant, comme on peut le lire en 1993 dans *The British Medical Bulletin*, des vaccins anti-fertilité ont été vendus (ou donnés !) dans la même seringue que des vaccins tétanos, diphtérie ou rubéole. Des vaccins contre le tétanos ont été offerts gratuitement à des jeunes femmes en Tanzanie, au Nigeria, au Mexique et aux Philippines. On y a trouvé la gonadotrophine chorionique humaine (hCG) combinée à une protéine porteuse. Ce vaccin conjugué déclenche une réaction immunitaire abortive. Ces femmes risquent de ne plus jamais pouvoir porter d'enfant. On aurait également trouvé cette hCG combinée dans des vaccins contre la rubéole administrés en 2007 en Argentine et en 2009 au Brésil de façon obligatoire à des dizaines de millions de femmes, malgré le fait que l'encéphalite rubéoleuse est fort rare dans ces pays (17 enfants par an au Brésil). Voir à ce sujet mon interview dans le magazine *Nexus*, n° 68.

23. Source : Troisième conférence internationale sur les vaccinations, National Vaccine Information Center, États-Unis, 2002.

24. Le sujet du sida est très complexe et surtout très controversé. Le professeur Luc Montagnier lui-même, bien que lauréat du prix Nobel pour sa « découverte » du virus, déclare que des cofacteurs environnementaux et alimentaires (facteurs antioxydants) sont importants dans le déroulement de la maladie et que le virus n'est pas seul en cause. Les scientifiques « dissidents du sida » relativisent depuis le début le rôle de ce virus ou nient même son existence (les Drs Duesberg et de Harven entre autres). Il faut savoir aussi qu'un test HIV positif peut être dû à la malaria et à bien d'autres infections (www.rethinkingaids.com). Étienne de Harven a cosigné l'ouvrage *Les 10 plus gros mensonges sur le sida*, Dangles, 2005.

25. www.caminandounidos.org.mx.

26. Ville de plus d'un million d'habitants, à une heure de route au sud de la ville de Mexico. C'est là qu'Ivan Illich, grand précurseur de l'écologie et de la décroissance, a vécu, enseigné et écrit ses trois livres les plus connus *(Némésis médicale, Une société sans école* et *La convivialité)* dans les années 1970. Il y avait créé le CIDOC (Centre international de documentation).

27. Je remercie ici au passage mes amis espagnols qui ont permis la publication de mon petit livre dans leur langue, projet commencé bien avant que je sache qu'il me serait utile au Mexique !

28. Association Construisons Ensemble, CP 221 CH 1224 Chêne Bougeries.

29. Travail psychothérapeutique de groupe décrit par Bert Hellinger.

30. Voir à ce propos *Le chlorure de magnésium* de M.-F. Muller, Jouvence, 1998, 2007.

31. Le professeur de pédiatrie de Chicago, Robert Mendelsohn, avait écrit : « Sur le chemin de l'école, un enfant nord-américain a autant de chances d'attraper une diphtérie que d'être mordu par un cobra. »

32. Fumeron et Neveu, *Cahiers de la Société médicale de biothérapie*, n° 39, 1973.

33. Les vaccinalistes disent en général qu'un vaccin est efficace quand on observe une montée des anticorps spécifiques dans le sang du sujet. Nous avons déjà dit que cela ne correspond pas toujours à une immunité contre la maladie en question. Et même si certains vaccins sont « efficaces », cela ne prouve pas qu'ils soient utiles !

34. Le Dr Neveu rapporte de très nombreux cas de guérison de la polio, y compris des cas graves, grâce au chlorure de magnésium : *« L'effet cytophylactique du chlorure de magnésium ne peut vraiment pas être mis en doute dans le traitement de cette maladie. »* Cité par M.-F. Muller, *Le chlorure de magnésium, op. cit.*

35. Des millions d'enfants de par le monde continuent donc à recevoir inutilement cette valence depuis plus de dix ans.

36. Ph. D. Vieira Scheibner, "100 years of Orthodox Research shows that Vaccines represent a Medical Assault on the Immune System" (voir son site : www.vierascheibner.org).

37. Les autorités recommandent cependant la prudence, repoussant le rappel de 6 ans à 11 ans. La consigne est de ne pas injecter le vaccin plus d'une fois chez les adultes. Ils parlent de réactions locales, mais nous ne pouvons pas exclure d'éventuelles réactions générales graves du type encéphalite.

38. Le terme de drainage est surtout utilisé à propos des nosodes destinés à prévenir ou à traiter les complications vaccinales. François Choffat en donne plusieurs exemples dans *Vaccinations, le droit de choisir, op. cit.*

39. *Quintessences* 2 et 3, *Mon quotidien de pédiatre homéopathe*, à commander chez l'auteure, 25, route des Affamés, 74380 Lucinges – France. francabertu@orange.fr.

40. Voir le chapitre « Grandes urgences et petites maladies » dans mon livre *Mon enfant a-t-il besoin d'un pédiatre ?* Ambre, 2006.

41. Didier Grandgeorges, pédiatre homéopathe uniciste à Fréjus, a écrit plusieurs ouvrages intéressants. Les livres écrits par des unicistes sont rares en français, la plupart des écoles françaises d'homéopathie étant pluralistes.

42. Grave atteinte rénale.

43. La variole est une exception à cette règle, mais sa disparition est due principalement aux mesures d'hygiène et d'isolement des malades, non au vaccin (réf. OMS). La vaccination contre la variole fut abandonnée en Suisse en 1976.

44. Ce lien a été mis en évidence dans *The Lancet* (février 1998, vol. 351, n° 9103), dans un article de Wakefield *et al.* Début 2010, *The Lancet* s'est rétracté, la revue mettant en avant des failles méthodologiques et éthiques dans l'étude ; la base de l'argumentation, elle, n'est pas remise en cause. Par ailleurs, Andrew Wakefield vient d'être condamné, en Grande-Bretagne, par le General Medical Council (GMC), pour fautes professionnelles. Il nie les conclusions du GMC et compte faire appel. Il vient de publier un ouvrage préfacé par Jenny McCarthy intitulé : *Callous disregard : autism and vaccines, the truth behind a tragedy* (« Une indifférence glaciale: l'autisme et les vaccins, la vérité derrière la tragédie »).

45. Voir http://www.hyperactif.net, association Stelior.

46. *Hyperactivité et déficit d'attention de l'enfant,* Testez, 2007. C'est à propos de Clémentine qu'un collègue genevois et moi-même avons été condamnés à une amende par le médecin cantonal, car nous avions, dans un quotidien genevois, parlé de nos doutes quant au vaccin contre la rougeole. Nous avons tous deux fait appel et… gagné notre procès ! (juin 2009)

47. Dr François Choffat, *La grippe, pas de panique !* Jouvence, 2009.

48. Voir Christopher Vasey, *La fièvre, une amie à respecter*, Jouvence, 2009.

49. Ceci donne 52 enfants par an, ce qui est évidemment erroné. Voici les chiffres officiels des cas de décès par rougeole en Suisse entre 1969 et 2006 : 45 décès par rougeole en trente-sept ans.

50. Voir par exemple C.A. Sinaniotis *et al.*, "Diabetes mellitus after mumps vaccination", *Archives of diseases of childhood,* t. 50, p. 749-750, 1975. [Diabète sucré après vaccination contre les oreillons]. Michel Georget *(op. cit.)* donne cinq autres références sur ce sujet.

51. http://www.curie.fr/upload/conferences/neoplasies-col-uterus.pdf.

52. *New England Journal of Medicine*, 21/08/2008, vol. 359, 861-862.

53. Extraits traduits par mes soins.

54. http://www.medalerts.org/vaersdb/

55. FDA : Food and Drug Administration ; CDC : Center of Disease Control.

56. www.judicialwatch.org/documents/2008/ JWReportFDAhpvVaccineRecords.pdf. Judicial Watch est une fondation américaine dédiée à la surveillance des activités du gouvernement américain dans les domaines politique et légal.

57. Par exemple http://stop-gardasil.over-blog.com/

58. L'origine plurielle d'un phénomène est un de mes sujets favoris. C'est le thème de mon livre sur les troubles du comportement de l'enfant : les psychiatres qui parlent du THADA ou TDA/H (Trouble de déficit attentionnel avec ou sans hyperactivité) comme d'un diagnostic se basent sur la chimie du cerveau chez ces enfants et leur prescrivent un psychostimulant (Ritaline® par exemple). Pourtant, ces troubles n'ont pas une cause unique, et nombre de ces enfants voient disparaître leurs problèmes à la suite de changements alimentaires, du traitement de leurs surcharges en métaux lourds ou de la diminution des charges d'ondes électromagnétiques qu'ils reçoivent quotidiennement. Sans négliger, bien sûr, le travail psychothérapeutique.

59. Lire à ce sujet *Vous avez dit cancer ? Des causes environnementales à la prévention*, ouvrage collectif, Jouvence, 2010.

60. Le Code de Nuremberg établit une déontologie internationale sur l'expérimentation humaine. Il est une conséquence directe du procès de Nuremberg (1945-1946) et constitue une réponse aux expériences médicales nazies menées sur l'homme.

61. Je ne me souviens plus si c'est Eckhart Tolle ou Thorwald Dethlefsen qui a écrit cette phrase, mais c'est leur manière de penser à tous les deux.

62. En 2006 s'est tenu à Rome un congrès international appelé « Projet Cochrane », afin de faire le point sur la vaccination contre la grippe depuis 37 ans. Dans le rapport qui regroupait 51 études sur 260 000 enfants, les chercheurs ont conclu qu'il n'existait pas la moindre preuve que la vaccination des enfants entre 6 et 23 mois avait une quelconque efficacité (voir *The Cochrane Database of Systematic Reviews*, "Vaccines for preventing influenza in healthy children", 1, 2006).

63. Jacques Benveniste, auteur de *La mémoire de l'eau* (1988), montre que des signaux électromagnétiques sont à l'origine de l'activité des remèdes homéopathiques. De même, les virus ou bactéries ne seraient pas nécessairement la cause de nos pathologies mais pourraient plutôt provenir d'un signal électromagnétique dans l'eau (dont notre corps est composé à 70 %). Ceci nous aide aussi à admettre et à comprendre le phénomène de guérison à distance.

64. Dr François Choffat, *Vaccinations, le droit de choisir, op. cit.*

65. www.homeopathyplus.com.au.

66. Google nous dit du reste que ce n'est pas le seul procès Nestlé, les nombreux autres étant des procès intentés à la firme par des mécontents. En 1975, c'est Nestlé qui était mécontent.

67. Traduite par mes amis bernois sous le titre clair et provocant : *Nestlé tötet babies.*

68. Cette règle est d'une immense importance. L'expérience nous le confirme actuellement avec le vaccin contre le papillomavirus, où les décès et complications neurologiques graves surviennent souvent après la 2e ou la 3e injection.

69. Je me base ici principalement sur le chapitre très détaillé du livre de Michel Georget, *Vaccinations, les vérités indésirables*, Dangles, 2009. Le lecteur voulant aller plus loin y trouvera une masse d'informations et des centaines de références scientifiques.

70. « *Human leucocyte antigen* », protéines situées à la surface des globules blancs (leucocytes) et de toutes les cellules du corps, dont on recherche la compatibilité avec le donneur en cas de greffe d'organe. Ces groupes HLA varient de fréquence suivant les populations et suivant les familles : un groupe de 367 Hollandais partis coloniser des terrains agricoles au Surinam en 1845 a vu mourir 60 % de ses membres après deux épidémies, l'une de typhoïde, l'autre de fièvre jaune. Le groupe initial comportait 50 familles. Cinq d'entre elles disparurent complètement, six ne connurent aucun décès, les autres familles perdirent un ou plusieurs de leurs membres. La comparaison des groupes HLA de leurs descendants avec des Hollandais restés dans leur pays d'origine a montré une fréquence moindre au Surinam du type HLA B7, qui est donc probablement lié à une susceptibilité accrue pour la typhoïde et la fièvre jaune. Dans le cas de la rougeole et de son vaccin, on note que le groupe A32 est plus fréquent chez les enfants africains atteints de rougeole sévère, et que les groupes DQA1*01, B7 et B51 sont associés à une réponse exagérée au vaccin rougeole. Ceci nous renvoie évidemment à la famille en deuil évoquée au chapitre de la rougeole.

71. Dr François Choffat, *Vaccinations : le droit de choisir, op. cit.*

72. Des millions d'enfants tout autour du monde continuent donc à recevoir inutilement cette valence depuis plus de 10 ans.

73. É. Masseret *et coll.*, « La couverture vaccinale et ses déterminants chez les enfants d'âge préscolaire dans le canton de Vaud en 1996 », Revue médicale de la Suisse romande, avril 1998.

74. http://www.alis-france.com/

75. Il n'existe à ma connaissance aucune statistique prouvant l'influence de l'obligation vaccinale sur la fréquence des maladies. La comparaison du nombre de cas de tuberculose en France (BCG obligatoire de 1950 à 2007) et en Hollande, où ce vaccin n'est guère pratiqué, semble plutôt démontrer le contraire.

76. Association Liberté Information Santé, www.alis-france.com et Ligue nationale pour la liberté des vaccinations, www.infovaccin.fr.

Remerciements

Aux parents qui m'ont fait confiance dans ma carrière de pédiatre homéopathe.

Un grand sourire de gratitude à toutes celles et ceux qui ont relu le tapuscrit : Anne, Céline, Claudette, Eduarda, Fabia, François, Isabelle, Jean, Marie-Amélie, Marie-France, Michel, Nathalie, Noëlle, Sophie et Xavier. Votre intérêt pour mon texte, vos corrections et vos encouragements me furent très précieux.

Achevé d'imprimer par Litografia Rosès
en Septembre 2010.

Imprimé en Espagne

Dépôt légal : octobre 2010

Ce livre est imprimé par Litografia Rosès qui assure une stricte application des régles concernant le recyclage et le traitement des déchets, ainsi que la réduction des besoins énergétiques.